DES

ADÉNITES ET DES ADÉNO-PHLEGMONS

DE LA RÉGION CERVICALE

DANS L'ANGINE DIPHTÉRITIQUE

ET DANS LA SCARLATINE

PAR

Louis ARÈNE,

Docteur en médecine de la Faculté de Paris,
Ancien externe des hôpitaux de Paris,
Médaille de bronze de l'Assistance publique.

PARIS

A. DELAHAYE et E. LECROSNIER, LIBRAIRES-ÉDITEURS

PLACE DE L'ÉCOLE DE MÉDECINE

1881

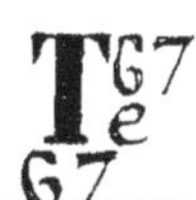

DES

ADÉNITES ET DES ADÉNO-PHLEGMONS

DE LA RÉGION CERVICALE

DANS L'ANGINE DIPHTÉRITIQUE

ET DANS LA SCARLATINE

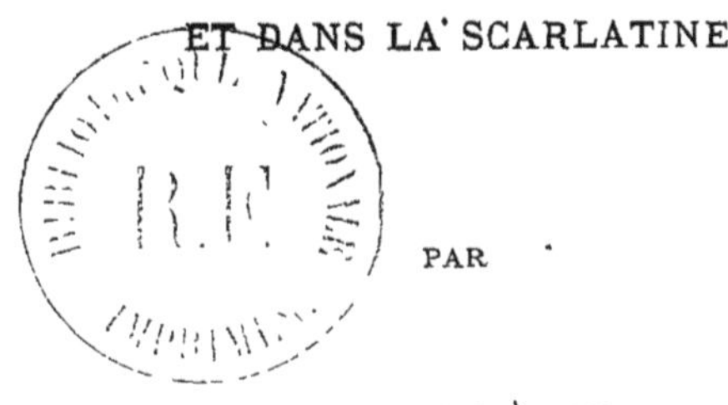

PAR

Louis ARÈNE,

Docteur en médecine de la Faculté de Paris,
Ancien externe des hôpitaux de Paris,
Médaille de bronze de l'Assistance publique.

PARIS

A. DELAHAYE et E. LECROSNIER, LIBRAIRES-ÉDITEURS

PLACE DE L'ÉCOLE DE MÉDECINE

1881

DES ADÉNITES ET DES ADÉNO-PHLEGMONS

DE LA RÉGION CERVICALE

Dans l'angine diphthéritique et dans la scarlatine.

INTRODUCTION.

Appelé, pendant notre séjour à l'hôpital Sainte-Eugénie, à observer un nombre considérable de diphte-
ries et de scarlatines, nous avons été frappé par la sin-
gularité d'évolution des engorgements cervicaux dans
ces deux affections. Nous nous sommes alors reporté
aux différents traités généraux et spéciaux, mais nous
avons reconnu qu'étudié dans ses grandes lignes, ce
sujet présentait encore bien des points particuliers
laissés dans l'ombre qu'il serait intéressant de mettre
en lumière. Poursuivant cette idée, nous avons
fait de longues et patientes recherches dans les différentes revues, et nos efforts n'ont pas tardé à être cou-

ronnés de succès. En effet, comme on peut le voir, les observations ne nous manquent pas ; nous avons même dû en omettre de celles qui touchent aux questions les plus connues et les plus simples, pour ne pas allonger inutilement cette nomenclature.

Après cette étude préliminaire, nous nous sommes donc trouvé en possession d'une grande quantité de documents, qui, séparés, ne semblent pas présenter tout l'intérêt que doit leur donner assurément un travail d'ensemble. Nous ne savons pas si nous avons réussi entièrement, mais nous prions nos maîtres, qui vont être appelés à juger ce travail, de l'accueillir avec indulgence, et nous espérons qu'ils voudront bien, quand ils y rencontreront quelques points défectueux, tenir compte de nos efforts personnels et des recherches qu'il nous a coûtées.

On pourra s'étonner, en lisant le titre de cette thèse, de ne pas y rencontrer le terme de bubon, que l'usage a presque consacré pour ces engorgements dans les maladies dites infectieuses. Nous lui avons préféré celui plus général d'adénite et d'adeno-phlegmon, parce que tous les engorgements cervicaux ne sont pas pernicieux, et que celui de bubon, attaché surtout à une maladie aiguë, entraîne nécessairement l'idée de malignité.

Nous n'avons pas écrit d'historique, non que les éléments nous fissent défaut, au contraire, mais parce que cette question n'est traitée par la plupart des auteurs que dans ses grandes lignes et toujours à peu près dans le même sens général. Nous avons préféré utiliser nos documents, en ne ménageant pas les citations qui viennent étayer nos déductions personnelles. Nous nous contenterons de donner un index bibliographique pour les ouvrages ou les observations à consulter qui ne sont pas spécialement mentionnés.

Dans le cours de ce travail, inspiré par notre excellent Maître, M. le docteur Cadet de Gassicourt, médecin de l'hôpital Sainte-Eugénie, nous avons eu souvent recours à ses bienveillants conseils et à sa profonde érudition ; qu'il nous permette de lui en exprimer notre vive et respectueuse gratitude.

Que tous nos Maîtres dans les hôpitaux, veuillent bien agréer l'hommage de notre profonde reconnaissance, pour les sages leçons que nous avons puisées dans leur enseignement clinique.

Nos remerciements aussi à notre ami, M. R. Leclerc, interne des hôpitaux, pour les observations qu'il a bien voulu nous communiquer.

CHAPITRE I

ANATOMIE PATHOLOGIQUE.

1° *Adénites et adéno-phlegmons diphtéritiques.*

Comme dans toutes les maladies infectieuses, dans la diphtérie le système lymphatique est rarement respecté. Dans l'angine diphtéritique, tous les ganglions du cou sont justiciables de l'adénite; d'abord et le plus souvent les ganglions superficiels, ceux qui avoisinent l'angle de la mâchoire inférieure; les ganglions profonds, ceux qui sont cachés sous la partie supérieure du muscle sterno-mastoïdien, et ceux qui entourent le réseau vasculo-nerveux, sont affectés moins souvent et plutôt dans les formes graves de l'affection.

Ces ganglions peuvent subir tous les degrés de l'inflammation. Ils sont le plus habituellement hypérémiés; quelques-uns peuvent acquérir le volume d'une amande ou d'une noix; en même temps leur tissu est devenu plus ferme, crie sous le scalpel, présente quelquefois, par places, de petites extravasations hémorrhagiques. Un degré de plus et la congestion vasculaire s'accentue; ils sont rouges, ramollis par places et infiltrés d'une sérosité fibrineuse qui s'en écoule difficilement par la pression. Si le ramollissement est extrême, ils peuvent être transformés en une substance semi-liquide d'un rouge brun, qui semble être un mélange de pus et de sang. Ce ramollissement diffus s'observe surtout dans les cas de moyenne intensité où la mort n'est pas arrivée avec la promptitude des formes hypertoxiques; dans ces formes, d'après les examens (1) que nous avons fait faire et ceux de M. le Dr Thomas, les ganglions fortement gorgés de cellules lymphatiques conservaient leur reticulum presque intact, et, avec peu ou point d'hémorragies, ne présentaient qu'une forte congestion vasculaire. Nous n'avons pas rencontré ces suppurations en masse, ces vastes kystes purulents signalés quelquefois dans la diphtérie grave ou infectieuse; mais nous sommes loin d'en nier la possibilité, puisque des auteurs (2) recommandables à tous degrés les ont notés.

Avec celles de Bretonneau, Ghisi, Rilliet et Barthez et Jules Gaudrez, nos observations nous apprennent que la suppuration ganglionnaire est souvent un phénomène tardif arrivant après la guérison de l'angine pseudo-membraneuse. Elle marche ordinairement du centre à la circonférence, et débute par des points jaunes ou blanchâtres, tranchant sur la teinte rouge générale; elle peut rester à cet état d'infiltration diffuse ou envahir peu à peu tout le ganglion, par destructions successives des cloisons du stroma réticulé.

Un seul ganglion peut être enflammé ou plusieurs séparément et passer chacun par les diverses phases que nous venons d'énumérer; très souvent, ils sont pris

---

(1) Examens faits au laboratoire d'histologie du Collège de France, par M. Vignal, attaché au laboratoire.

(2) Peter, dict. Dechambre, première série, t. V, p. 25.—Sanné, traité de dipht., p. 61 et 187.—Dict. Jaccoud, p. 610, t. II.—Isambert, loc. cit.

en plus ou moins grand nombre et en s'agglomérant,
peuvent former des tumeurs quelquefois considérables.
Mais nous n'avons pas constaté de ces vastes cavités
anfractueuses, jetant de ci de là des prolongements avec
décollement étendu des tissus voisins. Lorsque la suppuration arrive, que le tissu cellulaire soit respecté ou non,
les ganglions semblent en général plutôt suppurer chacun
pour leur propre compte ; quelquefois ils se fusionnent
avec les plus voisins dans leur opération morbide ; rarement ils se fondent par masses énormes comme dans la
scarlatine.

Le tissu cellulaire peut rester plus ou moins étranger
aux altérations qui frappent les ganglions. C'est ainsi
que dans nos observations nous avons souvent noté
l'engorgement ganglionnaire sans empâtement, c'est
qu'alors nous sentions bien nettement le ou les ganglions
hypertrophiés rouler sous notre doigt, sans traces de
phlogose du tissu cellulaire ambiant, même dans certaines formes toxiques.

Lorsque ce tissu se prend (et c'est alors que le bubon
devient véritablement malin), il passe comme les ganglions par toutes les périodes de l'inflammation. Dans la
plupart des cas et surtout dans les formes toxiques, cette
inflammation s'arrête souvent à l'infiltration séreuse ou
sero-sanguinolente. La suppuration peut l'atteindre, mais
en général dans une proportion moindre que les ganglions ; quelquefois, il suppure seul. Lorsque l'abcès se
compose d'une cavité sous-cutanée et d'une cavité sous-
aponévrotique réunies par une étroite fistule, il peut y
avoir la forme d'abcès dite en bouton de chemise.

Les plaies faites par le bistouri pour donner issue au
pus, peuvent se recouvrir de fausses membranes ; mais
un accident qui doit être rare, c'est le sphacèle géné-

ralisé, comme on le rencontre dans la scarlatine : nous n'avons jamais non plus observé les désordres étendus que cette maladie provoque dans tous les organes voisins des bubons en suppuration, à moins, comme Graves en cite plusieurs cas, que la diphtérie ne se greffe sur la scarlatine.

La peau se tend, s'œdematie, rougit et s'ulcère comme dans les abcès ordinaires et prend quelquefois la coloration érysipélateuse signalée par Trousseau.

Le pus est louable de bonne nature, abondant ; l'abcès a tous les caractères de l'abcès chaud.

Au point de vue histologique, même dans les cas toxiques, comme nous l'avons déjà dit, les examens faits par notre ami, M. Vignal, au laboratoire du Collège de France, nous montrent les ganglions fortement gorgés de cellules lymphatiques, avec peu ou pas d'hémorrhagie, mais avec congestion vasculaire très intense.

Voici quelques extraits de la thèse de M. le Dr Thomas (1) sur le même sujet :

« Lorsqu'on taille avec un scalpel la surface de section d'un ganglion, on obtient un liquide laiteux. Par l'examen de ce liquide obtenu sur un ganglion sous-maxillaire vingt-quatre heures après la mort et par une température inférieure à 8°, nous avons constaté un grand nombre de micrococcus et de bâtonnets semblables à ceux des fausses membranes...

« Sur des coupes coloriées au carmin ou au violet de méthylaniline et non traitées par le pinceau, on voyait à un faible grossissement (20 diam.) les follicules par-

---

(1) Contribution à l'étude anatomo-pathologique de la diphtérie du pharynx et des voies aériennes. Thèse de doctorat, 1880. Paris.

faitement limités remplis de petites cellules tassées, et on se rendait compte que les petits îlots opaques de la périphérie du ganglion n'étaient autres que des follicules hypertrophiés.

« Sur des coupes traitées au pinceau de façon à éclaircir le stroma et à le rendre bien visible, tout en laissant en place une partie des cellules libres qu'il contient, les follicules étaient aussi parfaitement limités et visibles. Avec un fort grossissement, on constatait que les follicules contenaient une agglomération de tous petits globulins n'ayant en moyenne que la moitié des diamètres des cellules lymphatiques, observés dans les mailles du tissu caverneux. Entre ses globulins, il y avait des grains de micrococcus en grand nombre. A la périphérie des follicules, les sinus compris entre les follicules et la capsule du ganglion |étaient en partie déblayés par l'action du pinceau et il était facile d'étudier leur contenu. Il existait des micrococcus et de petits bâtonnets libres dans leur intérieur. De plus, les cellules plates appliquées aux parois de ces sinus et aux tractus qui les sillonnent étaient souvent très tuméfiées et elles présentaient dans leur intérieur des granulations qui très probablement n'étaient autres que des micrococcus.

« Les capillaires et veinules compris dans le tissu caverneux du ganglion, pris soit sur des coupes longitudinales, soit sur des coupes transversales, présentent dans leur intérieur une grande quantité de cellules lymphatiques. Leurs cellules endothéliales sont fortement tuméfiées.

« Le tissu réticulé, soit dans les follicules, soit dans le tissu caverneux est normal, ses fibrilles ne sont nullement modifiées. Dans le tissu conjonctif peri-ganglionnaire et dans la capsule fibreuse du ganglion, nous avons trouvé des vaisseaux lymphatiques remplis de cellules lymphatiques et des amas de micrococcus dans quelques vaisseaux sanguins. »

En somme, l'adénite diphtéritique présente toutes les apparences de l'inflammation aiguë ou sub-aiguë, sans caractères absolument spécifiques, sauf la présence des micrococcus, signalés par les histologistes contemporains. Mais la spécifité de ce micrococcus n'étant pas encore démontrée, ne prouve pas plus ni moins que la présence des bactéries dans le sang et autres humeurs dans les maladies infectieuses.

2° *Adénites et adéno-phlegmons scarlatineux.*

Ici, comme dans la diphtérie, nous trouvons les trois degrés de l'inflammation ganglionnaire : induration, ramollissement et suppuration.

Au point de vue histologique, les ganglions sont d'abord hypertrophiés et durs, rougeâtres à la coupe avec des traces de piqueté hémorrhagique. Bientôt ils se ramollissent, prennent l'aspect de la rate et par le râclage laissent sourdre un suc laiteux contenant des globules lymphatiques et des cellules épithéliales à noyaux multiples. Un degré de plus, et les fibres réticulées du stroma conjonctif sont détruites en même temps que les cellules lymphatiques se réunissent en petits îlots purulents se fusionnant à leur tour pour former des foyers plus ou moins volumineux. (Cornil et Ranvier.)

Quelquefois l'altération des ganglions s'arrête au premier ou au second stade, ou bien elle se montre en même temps à des degrés différents, dans chaque groupe particulier ; ainsi dans notre observation 15, les ganglions supérieurs sous sterno-mastoïdiens sont ramollis, tandis que ceux du creux sus-claviculaire sont consistants, hypertrophiés et non purulents, et dans notre observation 13 tous les ganglions cervicaux latéraux sont infiltrés de pus.

L'atmosphère celluleuse qui entoure les ganglions peut participer à tous les degrés d'inflammation de ces derniers, soit avant, soit en même temps, soit postérieurement. Elle peut aussi promptement arriver seule à la suppuration, alors que les ganglions s'arrêtent au premier ou au second stade.

Quoiqu'il en soit, le tissu cellulaire présente suivant les cas, tous les degrés de désorganisation depuis l'hyperhémie et la tuméfaction avec simple épanchement de lymphe plastique, jusqu'à la fonte purulente et au sphacèle total. On a souvent rencontré une simple nappe de liquide séro-sanguinolente ou séro-purulente infiltrée entre les mailles du tissu sans foyer circonscrit. Il peut encore se former deux abcès, l'un sus, l'autre sous-aponévrotique, c'est alors la variété dite en bouton de chemise qui a donné lieu quelquefois à des accidents septicémiques par rétention du pus.

Mondière cite plusieurs cas où des abcès se sont formés dans le tissu cellulaire sous-cutané, alors même qu'il n'existait pas d'engorgement ganglionnaire.

Chez les sujets strumeux, Mondière, Trousseau et les auteurs du Compendium de Médecine pratique ont vu ces engorgements présenter tous les caractères des écrouelles, et les ulcérations consécutives à leur ouverture la marche des ulcérations scrofuleuses à échéance indéfinie.

Mais la complication la plus redoutable qui frappe le tissu cellulaire dans les cas malins, c'est sans contredit la gangrène dont le processus est fatalement envahissant. Trousseau, Graves, Kennedy, etc., en rapportent quelques cas malheureusement encore trop nombreux. Les deux premiers donnent, entr'autres, deux observations identiques, où une inflammation diffuse du cou fut suivie d'un sphacèle étendu jusqu'à la partie antérieure avec dénudation des muscles et des artères et où la guérison n'en survint pas moins avec cicatrice nécessairement hideuse. Kennedy a vu de vastes collections purulentes gagner jusqu'aux clavicules et aux muscles pectoraux ; nous-même, dans l'observation 15, en rapportons un exemple analogue. L'observation 13 montre aussi un énorme sphacèle du cou à gauche décollant et disséquant tous les organes de la région.

Les aponévroses résistent plus longtemps aux altérations ambiantes ; elles se contentent le plus souvent de s'épaissir et de contracter des adhérences soit avec la peau, soit avec les organes voisins. Nous pouvons cependant citer (observation 15), [un cas dans lequel l'aponévrose superficielle, perforée au niveau du tendon sternal du muscle sterno-mastoïdien, a permis au pus de fuser jusqu'au-dessous de la clavicule.

Dans la suite de notre travail, nous verrons quelles sont les circonstances dans lesquelles se manifestent chacune des lésions ci-dessus et ci-dessous.

Les désordres anatomiques que nous allons étudier maintenant ne sont le plus souvent que les conséquences du sphacèle qui a d'abord frappé le tissu cellulaire.

Ainsi, sans parler des cas cités par Graves et les autres auteurs, dans l'observation 13 les muscles de la région sont disséqués ; dans l'observation 12 ils sont disséqués et [infiltrés de pus ; dans l'observation 15, les fibres du sterno-mastoïdien sont ramollies, friables, noirâtres et putrilagineuses. Dans cette même observation, la jugulaire perdue au milieu de l'immense cavité anfractueuse qui, de l'apophyse mastoïde s'étendait au bord antérieur du sterno-mastoïdien et à l'angle de la mâchoire, la jugulaire, dis-je, présentait, masquée par des caillots volumineux, une ulcération de sa paroi antérieure longue de 2 centimètres, et au-dessous un long caillot occupant toute la portion inférieure de la veine. Dans la carotide il y avait seulement un peu d'injection des tuniques.

Mondière signale aussi un cas analogue où il a trouvé une ulcération d'une branche de la maxillaire interne, et Kennedy une ulcération d'un des vaisseaux du cou. Dans les observations que nous rapportons, on trouvera aussi de nombreux cas d'ulcérations portant tantôt sur la carotide externe, tantôt sur la jugulaire au voisinage de l'abcès et produites soit par le contact du pus seul, soit par le processus gangréneux.

Les nerfs ne sont pas à l'abri des morsures de la gangrène : dans notre observation 13 ne lisons-nous pas que tous les nerfs à gauche étaient disséqués et le pneumogastrique à nu au fond de la plaie.

Dans l'observation 12, les décollements de tissu étaient tels que le pus avait fusé jusqu'à la colonne vertébrale; Kennedy rapporte même des cas où le contact du pus avec les vertèbres en avait amené la carie.

Les amygdales et le pharynx peuvent être contaminés par la suppuration : ainsi dans l'observation 12 elle avait gagné l'amygdale et contourné le pharynx, et dans l'observation 13 elle avait produit une communication par où les aliments étaient rejetés au dehors.

La pleurésie et la péritonite purulentes peuvent se

produire du même côté que le sphacèle du cou par propagation directe de l'inflammation (observ. 12).

Nous devons citer aussi un cas où il y eut phlébite autour de l'abcès (1), et deux autres où le bubon provoqua
un œdème du membre supérieur droit (2).

Une dernière question se pose, à savoir s'il existe de
véritables parotidites dans la scarlatine. Sans les nier
absolument, puisque beaucoup d'auteurs en font men-
tion, nous n'avons jamais vu survenir cette complication même dans les cas les plus graves, bien au contraire, nous avons toujours retrouvé les parotides in-
tactes au sein des désordres les plus étendus et les plus
effroyables. C'est aussi l'opinion des auteurs du *Compendium*, lorsqu'après Bretonneau ils font remarquer
« que ce qu'on a décrit sous le nom de parotides est
moins l'inflammation des glandes salivaires que celle
des ganglions sous-maxillaires et du tissu cellulaire
cervical. » Dans toutes nos observations, nous n'avons
rencontré qu'un seul cas (3) où l'on ait vu la glande parotide participer aux lésions, à l'autopsie on trouve « un
vaste foyer purulent contenant des détritus gangréneux
noirâtres, remontant derrière l'angle de la mâchoire,
ayant détruit une partie de la parotide, gagnant la
fosse zgyomatique, contournant l'articulation temporo-
maxillaire, communiquant avec l'oreille externe... »

Vose (4), à ce sujet, mérite d'être cité. Interprétant

(1) Hœfnagels, obs. citée.

(2) et (3) Voir aux observations, celle extraite du *Bulletin de la Société anatomique*. 1854, p. 258; et notre obs. xv.

(4) Vose, histoire de la fièvre scarlatine qui a régné épidémiquement, à Liverpool, et surtout des engorgements qui, pendant son cours
se sont développés fréquemment autour du cou, In Gazettte médicale,
1842, p. 164 et suiv. — Voir les observations à la fin de la thèse.

les faits, dont il a été témoin, il nous donne en même temps ,un judicieux aperçu de la filiation des lésions dans le bubon scarlatineux.

«... Dans aucun de ces cas, dit-il, ni des autres que j'ai observé, les glandes salivaires n'ont contribué à la production des tumeurs cervicales, soit par leur augmentation de volume, soit par aucune autre altération appréciable. Les auteurs qui ont attribué ces tumeurs à l'inflammation de ces glandes ont donc commis une erreur qui, au reste, s'explique facilement par la position de ces tumeurs qui sont ordinairement à la base de la mâchoire inférieure. Les parties affectées sont, comme nous l'avons vu, le tissu cellulaire, les fibres musculaires et les ganglions lymphatiques. Ces tissus ne sont pas envahis simultanément par l'action inflammatoire (ainsi qu'il ressort des faits que nous venons de rapporter), mais bien en raison inverse de leur activité vitale et de la complexité de leur structure : ainsi sur le premier sujet, chez lequel la mort arriva après l'apparition de l'oreillon, le tissu cellulaire seul était affecté; chez le second sujet sur lequel la mort n'arriva que dix jours après que la tumeur cervicale avait commencé à se montrer, l'altération des muscles compliquait celle du tissu cellulaire. Dans le troisième cas, enfin, où la mort n'eût lieu que douze jours après le premier développement de la tumeur, les ganglions lymphatiques étaient compris dans les altérations.

« L'inflammation locale paraissait, d'après la manière dont elle se propageait et la nature des produits auxquels elle donnait lieu, offrir plutôt le caractère de l'inflammation diffuse que de l'inflammation phlegmoneuse. Cette circonstance est l'une des plus importantes, considérée surtout au point de vue pratique, car c'est à elle qu'on doit attribuer l'extrême gravité de la maladie. Dans la plupart des cas où les ganglions lymphatiques furent trouvés faisant partie de la tumeur cervicale, ceux qui se trouvent au-dessus de l'os hyoïde furent toujours les premiers et les plus gravement affectés, la chaîne des ganglions superficiels du cou fut plus fréquemment et plus gravement affectée que celle des ganglions profonds, mais ces derniers participaient fréquemment aux altérations qui étaient survenues. »

CHAPITRE II

ÉTIOLOGIE.

Ainsi que s'exprime excellemment notre maître, M. le Dr Cadet de Gassicourt dans le 2e volume de ses Cliniques (1) : « Les adénites sont la conséquence anatomique de l'angine et nosologique de la maladie. Quand la raison anatomique existe seule : engorgement ganglionnaire commun ; quand intervient l'infection, les engorgements deviennent bubons. » Cette judicieuse remarque est aussi vraie dans la diphtérie que dans la scarlatine.

La raison anatomique s'impose d'elle-même : la richesse du voile du palais, du pharynx et des parties postérieures de la cavité buccale en réseaux lympha-

(1) Traité clinique des maladies de l'enfance, en trois volumes le Ier vol. a paru en 1880, les deux autres sont sous presse.

tiques, qui tous se dirigent vers les ganglions superficiels ou profonds du cou, en rend suffisamment compte. Ce serait peut-être ici le lieu d'examiner, par quel processus pathologique l'inflammation de la muqueuse se propage jusqu'aux ganglions, mais cette question de pathogénie générale nous entraînerait trop loin sans résultat pratique. Du reste, peu nous importe que ce soit par transport de matière septique, par voisinage ou par irritation des vaisseaux afférents; le fait existe, cela doit nous suffire.

Qu'on nous permette une simple observation au sujet de la diphtérie : s'il était prouvé qu'il existe un micrococcus vraiment spécifique de cette affection, la constatation de la présence de ce micrococcus à la fois dans le tissu intime des amygdales et des ganglions, faite par les histologistes contemporains et M. le Dr Louis Thomas, nous amènerait à voir dans les bubons diphtéritiques la conséquence d'un transport de matière septique; mais comme la spécificité de micrococcus est loin d'être démontré, nous devons ajourner toute interprétation.

Un problème intéressant à résoudre, serait de rechercher le rapport qu'il peut y avoir entre l'état inflammatoire et la quantité des fausses membranes existant dans la pharynx et le volume de l'engorgement ganglionnaire.

Si l'on fait abstraction de l'élément, toxicité, nos observations d'angine diphtéritique nous démontrent que lorsque l'inflammation est intense, les bubons sont indifféremment ou volumineux ou médiocres; mais lorsqu'elle est elle-même modérée, il est très rare que les bubons ne le soient pas aussi. Relativement à l'abondance des fausses membranes, la question est sujette aux mêmes oscillations; néanmoins, le plus souvent

leur quantité est généralement en rapport avec la violence du processus inflammatoire. Pour la scarlatine,
les résultats de nos observations sont identiques ; cependant les récits des auteurs nous montrent que suivant les épidémies, l'angine est plus ou moins intense
et que le développement des bubons suit assez exacte-
ment la violence de la pharyngite. Du reste l'inflammation est souvent impuissante à provoquer des engorgements ganglionnaires considérables lorsqu'un élément
morbide ne vient pas s'y associer ; c'est ce que nous
démontrent les cas d'angine inflammatoire simple, survenue sous l'influence du froid par exemple : « Ce n'est
ordinairement que lorsqu'il existe une complication
générale, disent les auteurs du *Compendium* (1), que
l'on observe les accidents si graves que nous venons
d'indiquer ; *quand l'angine, quelqu'intense qu'elle
soit, reste à l'état de lésion locale, la terminaison
n'est que rarement funeste...* »

Nous voyons par là que la cause locale ne peut seule
nous donner la clef du désordre ganglionnaire, et qu'il
faut chercher ailleurs de nouveaux éléments de pathogénie.

Serait-ce la raison nosologique ?

Après notre maître, M. le Dr Sanné nous apporte l'appui de sa parole : « A côté de l'élément local (2), dit-il,
se place l'élément infectieux, très favorable aussi au
développement des adénites et *souvent même plus
puissant dans son action que le premier.* Aussi voit-
on, dans certains cas, les ganglions du cou atteints

<hr>

(1) Compendium de médecine pratique, par Ed. Monneret et Louis
Fleury, art. scarlatine, paragraphe des parotides, 1842.

(2) Diction. des sciences méd., sous la direction de M. Dechambre,
art. scarlatine, parag. de l'adénite.

beaucoup plus violemment que ne le comporte l'énergie de l'inflammation gutturale: à des angines simples et modérées, correspondent d'énormes adénites. La cause locale reste au second plan et laisse en évidence l'élément général, qui, dans les maladies infectieuses, et dans la scarlatine en particulier, semble exercer une action spéciale sur le système lymphatique. » Bretonneau (1) avait fait la même judicieuse remarque à propos de la diphtérie, lorsque dans son célèbre ouvrage il écrivait: « Si les ganglions lymphatiques se gonflent quelquefois et deviennent douloureux, on ne leur voit point acquérir, comme dans l'angine maligne, un volume énorme, et qui paraît hors de toute proportion avec l'étendue et l'intensité de la lésion phlégmasique du tissu muqueux... »

D'après notre méthode, interrogeons les faits: Sur 27 observations de Bretonneau, les bubons volumineux sont notés quatorze fois (7 angines diphtéritiques toxiques et 7 angines bénignes); les bubons à peine sensibles, treize fois (7 angines toxiques et 6 bénignes). Dans nos observations, sur 75 cas, les bubons notables se montrent 11 fois dans les angines toxiques et 5 fois dans les bénignes; et les engorgements modérés, 43 fois dans les premières, 22 fois dans les secondes; mais il faut savoir que la forme toxique a malheureusement prédominé au moment de nos observations. En tenant compte de ce point, nous pouvons dire que les tuméfactions ganglionnaires sont ordinairement peu sensibles, quand l'angine est notoirement favorable ; quand, au contraire, l'affection est toxique, ce n'est pas toujours une raison suffisante pour croire que le bubon doit être volumineux :

(1) Bretonneau, traité de la diphtérie, p. 261.

ce qui n'est arrivé, pour Bretonneau, que dans la moitié des cas, èt pour nous, que dans la proportion du quart.

De tout ceci il semble résulter que l'étiologie générale de toute maladie infectieuse n'est pas basée sur de simples rapports anatomiques ou sur la seule infection. De même que tous les individus, soumis à l'influence d'un milieu diphtéritique ou scarlatineux, ne contractent pas nécessairement l'affection pseudo-membraneuse ou l'affection scarlatineuse, de même tous ceux qui se trouvent contaminés par l'un ou l'autre de ces poisons n'en subissent pas de la même manière l'influence nocive. « Il semble, dit Trousseau (1), que le venin dont sont infectés les malheureux que la scarlatine touche ait une activité particulière et que la constitution de chacun des malades soit disposée d'une manière spéciale pour le recevoir. » Il en est de même pour la diphtérie (2). Il y a là un fait de prédisposition indéniable, qui amène de grandes diversités dans le développement des engorgements ganglionnaires, aussi bien pour les formes toxiques que pour les formes bénignes de ces deux maladies. Les conditions qui régissent cette prédisposition ne peuvent toujours être déterminées sûrement ; quelques-unes, cependant, nous sont connues. Ainsi. tout le monde sait combien les fièvres éruptives, et en particulier la scarlatine, se compliquent facilement de fausses membranes et combien aussi, dans cette maladie ainsi fàcheusement modifiée, les bubons prennent quelquefois une extension fatale. On peut dire aussi que souvent les conditions de débilitation organique, antérieures ou actuelles, sont

(1) et (2) Trousseau, Clinique médicale de l'Hôtel-Dieu, p. 178 et p. 487, t. I, 4ᵉ édit.

une cause prédisposante qui envenime singulièrement les engorgements ganglionnaires.

Le génie épidémique lui-même fait varier les formes des maladies, de la dipthérie et de la scarlatine en particulier, et avec elles les manifestations ganglionnaires. En effet, toutes les formes malignes de ces affections ne s'accompagnent pas nécessairement de bubons volumineux et dangereux, ce sont alors des phénomènes nerveux ou autres, par lesquels se révèle l'empoisonnement aigu ; d'autres fois, au contraire, l'angine et ses engorgements sympathiques semblent avoir absorbé seuls le virus morbide, etc. Cette influence indubitable du génie épidémique a frappé de tout temps les plus grands cliniciens, Graves, Trousseau, etc. Ce dernier s'exprime ainsi à propos de la scarlatine (1) : « Messieurs, vous le voyez, pendant un quart de siècle la scarlatine règne épidémiquement sans présenter aucune gravité, tout à coup ses allures changent. et elle frappe cruellement ceux qu'elle atteint. Il en est moins souvent ainsi de la rougeole et de lavariole. Sans doute, les épidémies de rougeole et de variole sont quelquefois fort graves, mais jamais elles ne sont aussi généralement graves, jamais, non plus, elles ne sont aussi généralement bénignes que le sont les épidémies de scarlatine. *Pour celle-ci, le génie épidémique est plus dominant que pour celles-là ;* car, suivant la nature de ce génie, une épidémie de scarlatine est extraordinairement simple ou singulièrement grave. »

Bien plus, le degré de malignité peut encore varier suivant le moment de l'épidémie : « Au commencement de l'épidémie, dit Vose (2), le plus grand nombre des

(1) Trousseau, clin-méd. p. 149, t. I. 4ᵉ édit.
(2) Vose, loc. cit.

cas présentaient la complication des oreillons, et comme on observe habituellement dans les maladies qui règnent épidémiquement, ce fut aussi l'époque de sa plus grande gravité ; plus tard, bien que les tumeurs fussent toujours également fréquentes, la maladie perdit de son intensité ; et enfin vers le mois de décembre, quoiqu'il y eut encore un grand nombre d'enfants affectés de scarlatine, la maladie devint comparativement très bénigne et le nombre des malades qui présentaient des complications locales était si petit qu'à partir de ce moment la maladie cessa d'offrir quelque chose de particulier dans son type et ne fut plus qu'une simple scarlatine. » Nous trouvons les mêmes remarques, au sujet de la diphtérie, consignées dans un article des archives générales de médecine (1).

On peut dire que la raison anatomique, la raison nosologique, la prédisposition individuelle, innée ou modifiée, et le génie épidémique, représentent les quatre facteurs généraux qui président au développement des engorgements ganglionnaires, aussi bien dans l'angine diphtérique que dans l'angine scarlatineuse.

Ces quatre éléments en se combinant, réagissent diversement les uns sur les autres et donnent des produits variables suivant les circonstances au milieu desquelles ils sont nés ; aussi est-ce l'ignorance seule où nous sommes de la plupart de ces circonstances, qui s'oppose à ce que nous puissions toujours en fournir une explication mathématique.

M. Rilliet, qui s'est beaucoup préoccupé de la question des tempéraments comme conditions étiologiques de la diphtérie, admettait que le lymphatisme, la tu-

____

(1) Arch. gén. de méd. 5ᵉ série, t 5, p. 634, 1855.

berculose, les dartres, le cancer, la consanguinité, constituaient des prédispositions. Même au point de vue limité où nous nous sommes placés, cette question demanderait de plus longues observations que celles que nous avons pu faire. Quoiqu'il en soit, nous pouvons dire que fort souvent, dans les formes toxiques, les enfants qui présentaient les bubons les plus développés étaient d'une constitution molle et lymphatique. Cependant nous n'oserions pas ériger cette remarque en loi générale ; pour ce faire, il nous faudrait avoir observé la diphtérie dans des conditions autres que celles qui président à l'entrée à l'hôpital des enfants pauvres d'une grande ville. Sur ce point, la pratique dans les campagnes, où les enfants sont naturellement plus forts et mieux développés, pourrait seule fournir le second terme de la comparaison.

Etant donné que la scarlatine et la diphtérie sont des maladies spéciales à l'enfance. il n'y a rien d'étonnant à ce que l'on constate la rareté des engorgements ganglionnaires dans l'âge adulte. Cependant dans certaines épidémies où ce dernier âge, par exception, donnait un contingent assez élevé de victimes à la fièvre scarlatine, quelques auteurs (1) ont pu constater une sorte d'immunité relative sous le rapport des engorgements de la région cervicale.

L'influence du sexe n'est pas appréciable.

Deux fois (2) on a remarqué que l'épidémie d'angine diphtéritique, où dominait la forme toxique avec engorgements cervicaux prononcés, avait été précédée par

---

(1) et (2) Bourgeois. Mémoire sur une épidémie d'angine diphtéritique en 1827, *in Arch, gén. de méd.* 1re série, t. XIX, p. 134. — Et Lespine, etc.

une épidémie d'oreillons simples, sans gravité du reste.

Lorsque la diphtérie se surajoute à une autre affection aiguë, telles que la scarlatine, la rougeole, la coqueluche, elle nous a paru toujours y puiser un élément nouveau pour pousser aux développements des engorgements ganglionnaires, puisque sur neuf cas, dont huit toxiques, ces engorgements ont toujours été considérables. Ici encore interviennent quelquefois l'élément infectieux et l'élément épidémique ; en effet, Graves (1) décrit une forme analogue d'angine secondaire « caractérisée par une sécrétion d'une mauvaise nature, mélange de lymphe et de liquide » à laquelle Jaccoud n'hésite pas à donner le nom de diphtérique. Dans cette forme l'engorgement ganglionnaire se développa avec une grande rapidité et entourait le cou comme un collier...

Quant à l'étiologie de la suppuration, elle est sous l'influence des mêmes causes, générales ou particulières, et nous verrons, au chapitre des symptômes et au chapitre du pronostic, combien il est difficile de mieux préciser les termes du problème. C'est ici que l'influence du lymphatisme, nous n'osons pas dire de la scrofule, et de toutes les conditions débilitantes antérieures, semble parfois se faire sentir pour déterminer la suppuration ou en prolonger la durée. Graves et Trousseau ont fait la même remarque. Il est bon de noter avec Graves et West : 1° que dans certaines épidémies de scarlatine les engorgements ganglionnaires n'ont qu'une faible tendance à suppurer, même alors que l'angine et les phénomènes généraux sont le plus intenses ;

(1) Graves. Leçons de clinique médicale, trad. par M. le professeur Jaccoud. Paris, 1863. T I, chap. sur la scarlatine.

2° que dans quelques-uns des cas les plus malins, la gangrène du tissu cellulaire se manifeste d'emblée, tant le processus est violent.

En résumé, la cause locale ne semble pas toujours avoir la plus large part dans le développement des adénites diphtéritiques et s'affirme davantage dans la scarlatine. Elle est dominée par l'élément infectieux, par la prédisposition individuelle et par le génie épidémique.

CHAPITRE III.

SYMPTOMES.

1° *Adénites et adéno-phlegmons diphtéritiques.*

Les premiers ganglions frappés, dans l'angine diphtéritique, sont ordinairement ceux qui occupent la région superficielle à l'angle de la mâchoire inférieure : les formes bénignes de l'affection respectent ordinairement les ganglions situés plus profondément. Mais il faut établir une distinction : si l'engorgement est peu sensible ou seulement modéré et si le tissu cellulaire reste en dehors du processus inflammatoire, tout se borne à cette lésion de superficie ; dans le cas contraire, aussi bien dans les formes bénignes que dans les formes toxiques, la chaîne des ganglions situés sous la partie supérieure du muscle sterno-mastoïdien et même quelquefois celle qui entoure le paquet vasculo-nerveux, se prend postérieurement ou simultanément avec les ganglions sous-maxillaires.

Si l'angine est intense et maligne, l'adénite se manifeste à la fois des deux côtés du cou ; si elle est bénigne, elle peut être aussi prononcée d'un côté que de l'autre, quand la tuméfaction est considérable. Cependant, pour peu que l'engorgement se montre modéré, il peut y avoir prédominence d'un seul côté en rapport avec la partie du gosier la plus enflammée et la plus couverte de fausses membranes.

Huxham (1), West (2), etc., signalent aussi l'inflammation des parotides dans les formes toxiques ; cependant la généralité des auteurs n'en parlent pas et nous-mêmes n'avons jamais vu ces glandes frappées.

Il serait sans doute intéressant de pouvoir établir une loi générale sur le moment où apparaissent les engorgements ganglionnaires ; MM. Rilliet et Barthez ont appelé l'attention sur ce problême sans le résoudre : à l'hôpital où les petits malades n'arrivent ordinairement que lorsque la maladie est déjà confirmée, il est difficile de trancher ce point d'une manière absolue.

Les quelques observations, du reste, où est noté le moment du début nous donnent des renseignements variables. MM. Behier et Hardy (3) font de l'engorgement ganglionnaire et de l'écoulement d'un liquide âcre et séreux par les narines, les symptômes prodomiques de la fausse membrane « chez les enfants, ajoutent-ils, qui ne rendent pas compte de la douleur légère à la gorge, ces deux derniers phénomènes devant avoir une grande valeur pratique, ils doivent faire craindre une angine pseudo-membraneuse. » En géné-

(1) Huscham, essai sur les fièvres, p. 344, traduction, Paris, 1768.
(2) West, leçons sur les maladies des enfants, traduites par le D. Archambault. Parag. Diphtéric. Paris, 1875.
(3) Behier et Hardy, traité de pathologie interne.

ral, dès que l'angine apparaît, il est rare qu'un ou plusieurs ganglions ne se montrent pas à l'angle de la mâchoire, que les fausses membranes se soient développées en même temps ou seulement un jour ou deux après : quelquefois ce n'est que du premier au troisième jour. Dans un cas, l'engorgement ne s'est montré que quatre jours, et dans un autre dix jours après le début de l'angine. Quand le tissu cellulaire s'associe aux manifestations ganglionnaires, le moment de son entrée en ligne est encore très variable : tantôt et surtout dans certaines formes toxiques, il se prend d'emblée avec les ganglions ; d'autrefois, dans les formes bénignes, il n'y participe que plus tard et se dissipe rapidement.

La marche de ces tuméfactions est sujette aussi aux mêmes oscillations. Dans les formes bénignes, un seul, ou deux ou trois au plus de ces ganglions, peuvent se congestionner isolément dès le début, sans acquérir jamais un grand développement. Quand il y a prise de possession du tissu cellulaire, celui-ci au bout de quelques jours entre le premier en résolution, et les ganglions le suivent de près à quelques jours d'intervalle. Dans ces cas bénins, le volume des engorgements s'accroît ordinairement pendant deux ou trois jours, reste stationnaire, diminue du cinquième au sixième jour, et revient à l'état normal du septième au neuvième jour.

Dans les formes hypertoxiques, l'engorgement acquiert quelquefois d'emblée, mais en général dans l'espace d'un jour ou deux, son plus grand développement, qu'il conserve ou qui s'accroît encore jusqu'au terme fatal ; ce terme du reste, ne dépasse guère le quatrième ou cinquième jour. Dans quelques-uns de ces cas, l'engorgement a paru diminuer du cinquième au septième jour, pour réapparaître avec une plus grande intensité le huitième ou le onzième jour, celui de la mort.

Enfin, MM. Trousseau (1) et Péter (2) signalent une forme hypertoxique à marche lente, où la membrane muqueuse semble se débarrasser de ses fausses membranes, en même temps que l'engorgement diminue notablement, quand la mort survient subitement avec des phénomènes de dépression extrême.

Comme nous l'avons fait remarquer *au chapitre de l'Étiologie*, le volume des ganglions n'est pas toujours en rapport avec l'intensité de l'inflammation locale ni avec le degré de toxicité de l'affection générale. C'est ainsi que dans les observations de Bretonneau et les nôtres propres, on note un nombre sensiblement égal d'angines toxiques et bénignes, tant avec engorgement notable, qu'avec engorgement modéré. Nous verrons du reste, en traitant du pronostic, quelles distinctions sont à faire suivant qu'avec l'engorgement notable, il y a ou non prise de possession du tissu cellulaire. Que l'angine soit toxique ou bénigne, lorsque les ganglions sont pris en grand nombre, tant à la superficie que dans la profondeur, il est extrêmement rare que le tissu cellulaire ne s'associe pas à leur état phlegmasique ; quand au contraire, peu de ganglions sont pris, ils roulent en général sous le doigt, libres de toute adhérence avec les organes voisins.

Notons ici que, lorsque l'engorgement prend par lui-même le caractère pernicieux, l'inflammation porte de préférence ses coups sur le tissu cellulaire, respectant ou frappant plus ou moins les ganglions. Ce point important et qui caractérise le bubon malin sera, à propos

---

(1) Trousseau, clinique méd., A. 1. art. Diphtérie.
(2) Peter, doct. des sc. méd., art. Angine diphtétr.

de la scarlatine, l'objet d'une importante discussion ;
les conclusions en seront applicables à la diphtérie,
avec cette restriction que le bubon malin est plus fréquent dans la diphtérie compliquée de la scarlatine, que
dans la diphtérie pure, et que son évolution ultérieure
est moins prodigue de désordres effroyables dans la
seconde que dans la première.

Si l'élément infectieux prédomine dans l'angine diphtérique, la mort arrive le plus souvent du quatrième au
cinquième jour avec une telle rapidité, que les engorgements cervicaux, n'ont ni le temps de se résoudre,
ni celui de suppurer. Nous verrons bientôt que la
plupart des cas cités par les auteurs, où de vastes
collections purulentes, survenues en très peu de temps,
n'ont pu être constatées qu'à l'autopsie, doivent être
rapportées, non pas à la diphtérie pure, mais à cette
espèce particulièrement pernicieuse d'angine pseudo-
membraneuse, venant compliquer la fièvre scarlatine à
la fin de la période d'éruption.

Quand l'angine diphtéritique est bénigne ou de
moyenne intensité, l'adénite cervicale, même alors
qu'elle a pu un moment acquérir un certain volume,
commence généralement à décroître dès le cinquième ou
sixième jour, pour disparaître ordinairement vers le
huitième ou neuvième jour. Il peut arriver pourtant
qu'un ou deux petits ganglions conservent après la
guérison une légère trace d'induration lorsque cet
engorgement a été prononcé dès le début ; mais on leur
voit rarement prendre, comme dans certains cas de
scarlatine, le caractère scrofuleux à échéance indéfinie.

D'une manière générale, nous pouvons affirmer que
la suppuration vraie, la suppuration en foyers, est relativement peu commune dans la diphtérie pure, soit que

la mort arrive trop inopinément pour qu'elle ait le temps de se produire, soit que le caractère bénin de la maladie mette promptement un terme au processus inflammatoire.

Nous n'avons noté que deux ou trois observations de diphtérie toxique où s'étaient montrées des collections purulentes. Voici ce qu'en dit West (1) : « On trouve, en général, avec cet état de l'arrière-gorge, un gonflement des glandes sous-maxillaires et du tissu cellulaire adjacent, et même jusqu'à un certain degré des parotides. Ce gonflement, bien que très prompt à se former et à disparaître, est rarement aussi considérable que celui qui accompagne la scarlatine; il n'a que peu de tendance à abcéder, encore moins à s'indurer et à prendre le caractère tout à fait indolent, qui augmente si souvent et les souffrances et le danger de la maladie. »

La suppuration peut se montrer à deux époques de l'affection générale : quand l'angine est toxique, si l'évolution n'en est pas trop rapide et que le pus ait le temps de se former; c'est dans le cours même de l'affection, lorsque la pharyngite et l'exsudat sont à leur maximum d'intensité. Si la marche est trop aiguë, l'inflammation adeno-cellulaire s'arrête à la période d'infiltration séreuse ou séro-sanguinolente.

Dans les cas bénins, la suppuration encore rare et procédant par séries, se présente avec des caractères qu'il est intéressant de mettre en saillie.

L'angine est guérie, les fausses membranes ont disparu, lorsque l'engorgement, en général modéré et jusque là stationnaire, prend tout à coup d'un côté un

<hr>

(1) West. Leçon sur les maladies de l'enfance, traduits par le Dr Archambault. Paris, 1825.

développement considérable. Si le tissu cellulaire avait été respecté au début, il se prend à son tour, et on sent sous le doigt une tumeur plus ou moins volumineuse dans laquelle on a peine à distinguer les ganglions les uns des autres. Tout d'abord le doigt appliqué sur la tumeur éprouve une sensation de dureté et d'empâtement général, puis apparaît un peu de renittence avec quelques points mollasses où l'on perçoit un certain degré de fluctuation encore indécise. Cette fluctuation ne tarde pas à s'accentuer, dans un ou plusieurs points séparés, en même temps que la peau devient œdémateuse, tendue, chaude et un peu rouge. Si l'on incise alors, on donne issue à une quantité, plus ou moins abondante, de pus bien lié mêlé à du sang. Quelquefois on est obligé de faire plusieurs ouvertures successives, parce que tous les ganglions ne suppurent pas au même moment. La cicatrisation de ces abcès s'opère comme dans les abcès chauds ordinaires, sans donner naissance à des cicatrices étendues et hideuses comme dans la scrofule. La guérison définitive du malade est du reste la règle; quand la mort survient, dans aucun cas elle ne peut être attribuée à l'engorgement ganglionnaire ou à sa suppuration. Sur 13 cas nous avons 7 cas de guérison, et dans les 6 autres, *l'issue fatale a été provoquée par la paralysie* diphtéritique; dans deux de ces derniers, des fausses membranes s'étaient développées sur les bords de la plaie de l'abcès, prouvant ainsi une infection tardive de l'organisme par le poison diphtéritique.

Les phénomènes généraux qui accompagnent la suppuration se confondent avec ceux de la diphtérie, quand l'affection est grave; dans les cas bénins, il y a une légère élévation de la température et quelques petits frissons, un peu de malaise, etc...

Les rapports de l'angine avec le bubon ont été analysés au chapitre de l'étiologie.

Ceux qu'affecte l'engorgement cervical avec les éruptions eczémateuses, impétigineuses, etc., ou les ulcérations de la région cervicale, de nature étrangère à la diphtérie, ne paraissent pas avoir une influence notable sur le développement du bubon. Sur trois observations, dans deux nous avons même vu ce dernier se développer plus vivement du côté où il n'y avait aucune trace de ces éruptions ou ulcérations.

Nous ne nous arrêterons pas à parler de la diphtérie secondaire ni à décrire l'aspect extérieur du malade pendant le développement des bubons ; nous allons avoir l'occasion d'y revenir avec tous les détails nécessaires en traitant de l'adénite scarlatineuse.

II. — *Adénites et adéno-phlegmons scarlatineux.*

Dans la scarlatine comme dans la diphtérie, nous nous trouvons en présence de deux espèces d'engorgements cervicaux, les uns bénins, les autres malins. Ces derniers ont du reste reçu le nom de bubons que nous leur conserverons.

Que la scarlatine soit légère ou qu'elle soit sévère, il est assez fréquent, avec une pharyngite d'une intensité même médiocre, de voir apparaître à l'un et très souvent aux deux angles de la mâchoire, un ou plusieurs ganglions. Ils suivent alors, de plus ou de moins près, l'évolution de cette angine et ne tardent pas à se résoudre avec elle, ou persistant jusqu'à la mort dans les formes toxiques de la maladie, ils ne présentent à aucun moment un caractère particulier propre à fixer l'attention du médecin, au point de vue de l'aspect extérieur du malade, du pronostic ou du traitement.

Ceci est d'autant plus vrai que presque tous les cliniciens, Graves et Trousseau (1) en première ligne, ont établi des classifications dans la scarlatine maligne.

Ainsi Graves distingue trois formes de scarlatine : une première, remarquable par ses accidents nerveux et convulsifs, comateux ou apoplectiques avec mort rapide ; une deuxième avec symptômes de début excessifs, angine extrêmement violente, douleur diffuse à la nuque; et enfin une troisième forme, bénigne au début, mais prenant tout à coup au huitième ou neuvième jour, un caractère redoutable et fatal, avec l'apparition de la diphtérie, les progrès de l'engorgement cervical et le développement du bubon malin.

Dans la scarlatine sporadique ou endémique, le bubon malin peut tarder très longtemps à se montrer, ainsi que nous l'a prouvé le service de l'hôpital Sainte-Eugénie, où nous sommes resté souvent des mois et des mois sans voir survenir de bubons malins.

La gravité de l'engorgement cervical est non seulement en rapport avec la forme spéciale de malignité de l'affection, mais elle peut encore varier suivant l'épidémie et suivant le moment de l'épidémie, comme nous l'avons indiqué au chapitre de l'étiologie.

Les ganglions, disons-nous, sont ordinairement frappés dès le début de la maladie en même temps qu'apparaît l'angine spécifique de la scarlatine simple ou pultacée. Ce n'est ordinairement que plus tard que se manifeste le caractère malin du bubon, et c'est souvent

(1) Graves et Trousseau, loc. cit.

au moment où le pharynx se couvre d'exsudations diphtéritiques.

Ici, avant d'aller plus loin, il nous faut examiner deux questions incidentes : 1° Quelle est l'influence de la diphtérie sur la scarlatine et *vice versâ* ; 2° la pharyngite pseudo-membraneuse de la scarlatine est-elle de nature diphtéritique pure, ou est-ce le fait d'une exsudation spéciale à la scarlatine.

La réponse à la première de ces questions est facile, vu le grand nombre d'observations dont nous disposons. L'exsudation pseudo-membraneuse, de quelque nature qu'elle soit, venant compliquer la scarlatine, est le plus souvent fatale, soit par elle-même, soit par le coup de fouet qu'elle donne souvent à l'engorgement cervical.

M. Brissot (1), dans sa thèse inaugurale, fait une restriction : « En résumé, dit-il, une fois seulement, durant cette épidémie, la diphtérie, chez nos scarlatineux, s'est montrée sous cette forme terrible qui ne pardonne pas, sans que nous puissions expliquer la bénignité relative de cette affection si souvent redoutable, d'après les anciens. » Cette remarque n'infirme cependant en rien la règle générale, elle prouve une fois de plus qu'en médecine il n'y a rien d'absolu et qu'à toute règle il peut y avoir des exceptions. Nous-même avons vu des exsudations pseudo-membraneuses de peu d'intensité ne troubler en rien le cours de scarlatines bénignes, alors que dans les scarlatines malignes des exsudations intenses venaient compliquer fatalement l'affection primitive.

(1) Relation d'une épidémie de scarlatine. Thèse de doctorat, 1875, t. III.

Quant à l'influence inverse, c'est-à-dire celle de la scarlatine sur la diphtérie, il faut distinguer entre la scarlatine vraie et les éruptions dites scarlatiformes, ces dernières n'étant qu'un épiphénomène souvent sans importance au point de vue du pronostic. Voici ce que disent de la première MM. Rilliet et Barthez (1) :

« La scarlatine influe sur quelques-unes des maladies pendant le cours desquelles elle se développe, mais cette influence n'est pas constante. Cependant en examinant avec soin les modifications survenues chez quelques-uns de nos malades, nous arrivons à cette conclusion, que cette fièvre peut aggraver les affections dans le cours desquelles elle survient, si elles sont au nombre de celles qui d'habitude la compliquent ; dans le cas contraire, l'exanthème peut avoir une influence opposée et arrêter la marche de l'affection primitive.

« Nous pouvons citer pour exemple de la première influence, l'observation suivante :

« Il s'agit d'un garçon de douze ans dont la maladie débute par une toux sonore ; il n'y a pas de fièvre, l'appétit est normal, ainsi que la soif. Cette toux dure cinq jours après lesquels l'enfant est pris dans la nuit d'accès d'oppression avec chaleur, rougeur de la face, râle trachéal. Le lendemain, à l'hôpital, un de nos collègues (M. le Dr Baron) lui trouve la face vivement colorée, les ailes du nez dilatées, le pouls fréquent, la peau assez chaude, la respiration à 36, ronflante à l'inspiration, sifflante à l'expiration, la face un peu bouffie. Il y a de la toux voilée, rentrée, tantôt sonore semblable au cri

---

(1) Rilliet et Barthez, Traité clinique des maladies des enfants, t. III, p. 198. 2ᵉ édit. Paris, 1853.

d'un jeune coq ; le cri est sonore ; les amygdales sont gonflées et couvertes de plaques blanches à leur partie
interne.

« Ce début annonçait une diphtérite plutôt que toute
autre maladie. Cependant après cinq jours de cet état,
et le onzième du début de la toux, il survint une scarlatine qui fut irrégulière.

« Dans ce cas la pharyngite pseudo-membraneuse
était-elle un symptôme prodomique de la scarlatine, ou
bien celle-ci, contractée à l'hôpital n'a-t-elle été que la
complication de la pharyngite? Nous penchons pour
cette dernière opinion, car nous ne connaissons aucun
autre cas où les prodomes de la scarlatine aient duré
aussi longtemps, et se soient présentés avec de pareils
phénomènes.

« Sous l'influence de la scarlatine, la maladie ne fit
que s'accroître, et l'enfant étant mort au dixième jour de
l'exanthème, vingtième de la maladie, nous pûmes constater une pharyngo-laryngite ulcéreuse des plus graves
avec abcès sous la mâchoire. »

A cette observation nous pouvons ajouter celle de
Letellier (n° 9) où l'angine diphtéritique se double, au
cinquième jour, de scarlatine, et où la mort survient
foudroyante le septième jour, sans croup ni autre complication.

M. Brissot nous donne deux observations (n° XIII et
n° XVI) analogues à celle de Rilliet et Barthez.

Il est plus difficile de donner une réponse décisive à
la seconde question que nous nous sommes posé, à savoir
s'il faut rattacher à la diphtérie l'exudation pseudo-membraneuse qui se produit souvent dans l'angine secondaire de la scarlatine, ou s'il faut en faire une exsuda-

tion diphtéroïde de nature spécifique et propre à la scarlatine.

Bretonneau (1) et Trousseau (2) ont admirablement résumé les raisons, surtout cliniques, qui leur semblent militer en faveur de cette dernière; nous ne saurions les reproduire en entier; on pourra consulter avec fruit les ouvrages cités.

Ces auteurs appuient leur argumentation sur des signes locaux et sur les symptômes généraux.

Dans la diphtérite, il y aurait au début tuméfaction peu considérable de l'une des amygdales, avec rougeur vive seulement autour de la concrétion pelliculaire; la fausse membrane recouvrirait d'abord une des amygdales, s'étendrait de proche en proche à la manière d'une nappe liquide; elle serait habituellement jaunâtre, s'enlèverait par lambeaux, et ne gagnerait que rarement, ou lentement les autres parties de la cavité buccale; la muqueuse au-dessous de la fausse membrane serait à peu près normale, sauf le liseré perpériphérique rouge qui donnerait en outre à celle-ci un aspect en relief. La fièvre peu sensible au début, se dissiperait avec les progrès de l'exsudation, qui aurait, dans la plupart des cas, la plus grande tendance à envahir le larynx.

Dans la scarlatine, au contraire, les amygdales également tuméfiées prennent une couleur rouge vif qui s'étend au voile et à la langue; une secrétion d'un blanc de lait recouvre simultanément toute la cavité buccale pharyngienne antérieure et s'enlève par petites parcelles, et non par lambeaux; la muqueuse au-dessous de la

(1) Bretonneau, loc. cit.

(2) Trousseau, Mémoire sur une épidémie d'angine couenneu e carlatineuse, in arch. gén. de méd., t. xxi, 1829, p. 541.

pseudo-membrane est uniformément rouge. Une fièvre vive et des symptômes généraux intenses accompagnent ces déterminations locales, qui n'auraient aucune tendance à envahir les voies aériennes.

Certes, quand des cliniciens comme Bretonneau et Trousseau nous donnent le bilan de leurs observations, c'est avec la plus scrupuleuse déférence que la critique doit en discuter les conclusions. Cependant, malgré l'autorité de si grands maîtres, aucun des caractères différentiels indiqués ne semble avoir. intrinsèquement une valeur séparative absolue, maintenant surtout que l'on tend à faire rentrer dans le cadre de la diphtérie même l'angine couenneuse commune, et à n'admettre que des degrés de plus ou de moins dans une seule et unique affection. Du reste, la diphtérie pure a souvent les allures assignées par Trousseau à l'angine scarlatineuse et *vice versâ*.

La différence qu'on a signalé dans la fièvre et les symptômes généraux tient à la nature spéciale de chaque affection, car si la diphtérie pure élève peu la température, il n'est pas extraordinaire que venant compliquer la scarlatine maligne, elle s'accompagne de fièvre violente, puisque la scarlatine est une des affections qui font monter le plus haut le chiffre thermique. « La scarlatine, dit Gendron (1), qui vient compliquer une ang'ne couenneuse ne jouit-elle pas de la faculté de modifier et de conserver à celle-ci les caractères prononcés d'une nature plus franchement inflammatoire?... » On peut retourner l'argument avec tout autant de raison et dire que la diphtérie, venant se greffer sur la scarlatine, en prend dès lors le caractère inflammatoire.

(1) Gendron, Mémoire sur l'angine couenneuse et son traitement, in Arch. gén. de Méd. 2ᵣ série, t. 3, p. 393.

Il ne faudrait pas cependant se lancer trop loin dans la théorie opposée et pousser à ses dernières limites l'idée d'assimilation entre l'angine diphtéritique et l'angine scarlatineuse à exsudat fibrino-membraneux, parceque dans cette hypothèse on devrait, pour rester dans la logique, comprendre sous le nom de diphtérie toute affection donnant lieu à un épanchement de fibrine, ce qui est loin de notre pensée.

Le docteur Isambert (1) a fait sur la même question des remarques que nous devons mentionner ici :

« Que doit-on entendre, dit-il, par angine couenneuse ou diphtéritique? Dans le sens le plus large du mot, après ce que nous avons dit des exsudations pseudo-membraneuses en général, on devrait comprendre sous ce nom toutes les angines où la muqueuse du pharynx se recouvre d'un enduit fibrineux, quelle que soit d'ailleurs la forme et l'apparence de cet enduit, quelle que soit l'étiologie de la maladie. Il faudrait dès lors ranger parmi les angines diphtéritiques, cette pharyngite pultacée que MM. Rilliet et Barthez en distinguent avec tant de soin, ainsi que l'angine scarlatineuse elle-même et écarter seulement ces pointillés blanchâtres que présentent souvent dans les angines simples, les cryptes des amygdales distendues par leurs produits de sécrétion. Mais si l'on voulait donner au nom d'angine diphtéritique une acception aussi large, il n'y a pas, je crois, de clinicien qui ne se soulevât aussitôt et ne voulut établir un certain nombre de types

---

(1) Isambert, des affections diphtéritiques, in Arch. gén. de méd. t. 5, 5ᵉ série, 1857, p. 432.

très différents dans les affections qu'une définition si
générale tendrait à confondre. Dans ce cas, je ne crains
pas de le dire, les cliniciens auraient raison contre
l'anatomie pathologique. En effet, cette science n'est
pas encore en mesure de nous donner le dernier mot de
la question : ceux qui ont cherché à rattacher les types
symptomatologiques à des types particuliers caractéri-
sés par la forme, l'aspect, la consistance de l'exsudation
pseudo-membraneuse se sont trompés, selon nous,
comme le feraient ceux qui voudraient, malgré l'examen
microscopique, confondre en une seule unité morbide
tant d'affections différentes. *Le microscope, en nous
montrant l'identité de composition de toutes ces
exsudations d'apparence si diverses,* fait justice de
ces observations superficielles et prouve tout simple-
ment qu'ici, comme dans bien d'autres circonstances,
les lésions anatomiques ne rendent pas compte des différences symptomatiques et qu'il faut rechercher
ailleurs les caractères spéciaux de forme, de développement, d'évolution, qui constituent l'espèce morbide.

« Le microscope nous montre seulement ici, entre
des affections très différentes, un point commun, un
lien de parenté plus grand peut-être que ne le pen-
saient les cliniciens, qui, dans un but louable, se sont
efforcés de les différencier. *Ce point commun, ce lien
de parenté, c'est l'exsudation fibrineuse, qui reste
presque identique dans sa composition, malgré des
groupements moléculaires différents ;* ce point commun, nous ne devons pas l'oublier, parce qu'il nous
rend compte des nuances nombreuses que nous obser-
vons dans ces affections, des types intermédiaires par
lesquels on passe de l'une à l'autre, enfin, de la marche
insidieuse par laquelle l'angine la plus bénigne en ap-

parence à son début revêt bientôt les caractères les plus graves... »

Après cette argumentation, nous n'insisterons que sur deux points : 1° Le « lien de parenté » évidente que le microscope révèle dans des affections au premier abord étrangères l'une à l'autre ; 2° Cette « marche insidieuse par laquelle l'angine la plus bénigne au début revêt bientôt les caractères les plus graves... » Du reste, dans l'angine diphtéritique comme dans l'angine scarlatineuse pseudo-membraneuse, on voit tous les degrés depuis l'enduit opalin à peine perceptible, jusqu'à la confluence excessive des fausses membranes de toutes nuances ; de même, au point de vue des symptômes, on constate tous les degrés depuis la bénignité la plus grande jusqu'à la malignité la plus sévère. Enfin, presque tous les auteurs, M. Isambert lui-même, admettent que la scarlatine peut se compliquer de diphtérie vraie. De tout ceci, il résulte que les analogies sont plus grandes que les différences entre l'angine diphtéritique et l'angine scarlatineuse ; espérons qu'un jour le microscope et l'anatomie pathologique nous donneront le dernier mot du problème que la clinique ne peut résoudre sans elles.

M. Sanné (1) vient à la rescousse; après avoir rappelé tous les auteurs (et ils sont nombreux) qui ont donné des relations intéressantes sur la fréquence dans la scarlatine de l'angine diphtéritique, il ajoute : « Elle n'est pas, comme on l'a cru longtemps, une exagération de l'angine scarlatineuse, *c'est une maladie nouvelle entée sur la première*, c'est un empoisonnement nouveau qui atteint le malade ; les fausses membranes diphtéri-

(1) Sanné. Dict. des ac. de méd , art. scarlat., parag. de l'angine.

tiques, leur extension aux fosses nasales, aux différentes muqueuses et à la peau, l'écoulement fétide, sanieux et abondant qui se fait par les narines, l'odeur repoussante de l'haleine, le gonflement énorme des ganglions du cou et même leur fonte purulente, la dépression complète des forces, la pâleur, la petitesse du pouls et d'autres symptômes relevant de l'infection diphtéritique suffisent à caractériser celle-ci. »

M. le professeur Peter (1) qui admet que « l'érythème scarlatiniforme n'est autre qu'une scarlatine modifiée par la coexistence de la diphtérie, » pense aussi que « ... quand il y a simultanément, dans le milieu ambiant, deux poisons contagieux, l'organisme peut être doublement infecté et un même individu peut ainsi contracter tout à la fois la diphtérite et la scarlatine : l'une et l'autre maladie prédominant et modifiant d'autant les manifestations de l'autre. »

Dans son art. du dict. des sciences médicales (2), le même auteur distingue deux sortes d'angine scarlatineuse secondaire avec produit pseudo-membraneux : « 1° L'*angine pultacée*, où le blanc est formé par une desquamation de l'épiderme, maladie stationnaire et qui reste localisée à l'arrière-bouche ; c'est d'elle que M. Trousseau a pu dire justement qu'elle n'aimait pas le larynx ; 2° L'*angine diphtéritique*, où le blanc est constitué par une exsudation de fibrine, maladie extensive, et qui du pharynx se propage trop souvent aux voies aériennes. C'est elle qui produit le croup. » Une troisième se complique de gangrène et de bubons pestilentiels.

(1) **Peter.** Quelques recherches sur la diphtérite et sur le croup, thèse de doctorat. Paris, 1859.

(2) Peter, art. angine scarlatineuse, p. 129.

M. le professeur Lasègue (1), de son côté, rejetant la théorie trop absolue de Bretonneau et Trousseau qui faisaient du croup une espèce distincte au milieu des exsudations diphtéroïdes, s'exprime ainsi : « La conséquence de cette donnée générale est qu'entre le croup et les affections qui ont avec lui tant d'analogies apparentes, il n'existe pas d'intermédiaire, et qu'un croup d'origine scarlatineuse serait un non-sens.

« Je ne puis, pour ma part, accepter la spécificité absolue telle que l'ont admise les maîtres que je viens de citer. Il existe, depuis l'angine pultacée jusqu'à la diphtérie croupale la mieux dessinée, une série de lésions pseudo-membraneuses de moins en moins distinctes du croup... » Et plus loin : « Les angines qui se produisent à la suite de la scarlatine, dans le deuxième stade de la maladie, représentent la série des intermédiaires qui établissent la transition entre l'angine pultacée et le croup. »

Pour nous aussi, tout en admettant la forme pultacée, tout en admettant des degrés de malignité dans les exsudats diphtériques, nous croyons que, dès que des éléments fibrineux se montrent dans l'exsudat, ils suffisent à caractériser la diphtérie (que celle-ci soit bénigne ou toxique, envahissante ou non), et qu'il n'y a pas lieu de faire une espèce à part de cette forme dans la scarlatine, pas plus que dans la variole, la rougeole, etc.

Quoiqu'il en soit, l'exsudation pseudo-membraneuse dans la scarlatine vient très souvent compliquer fatalement cette affection, et dans les cas de bubons malins, leur imprimer quelquefois un essor pernicieux. C'est à ce point de vue que nous avons cru devoir entrer largement dans

(2) Lasègue, Traité des angines, 1868, p. 22 et 23.

la longue digression qui précède. Nous allons maintenant reprendre notre étude des symptômes.

La tuméfaction se montre d'abord à l'un ou aux deux angles de la mâchoire, n'occupant dans les cas bénins que quelques ganglions correspondants. Leur volume ne prend alors aucune proportion inquiétante, et, avec le gonflement des amygdales, à peine contribue-t-il à la gêne de la déglutition. Ils peuvent être douloureux au toucher, mais ordinairement ils sont peu sensibles et la peau ne présente aucun changement de coloration.

Dans ces cas, tout se passe sans désordre; et quand l'angine simple ou pultacée disparaît, quand les amygdales reviennent à leur volume normal, la petite tumeur extérieure ne tarde pas à subir une prompte régression. Quelquefois une légère teinte opaline d'une ou de deux amygdales annonce une exudation pseudo-membraneuse, mais il est rare que l'engorgement ganglionnaire se transforme en bubon, à moins que l'angine elle-même ne prenne le caractère franchement infectieux.

D'autrefois l'engorgement plus prononcé et plus persistant n'en évolue pas moins favorablement. Au moment de l'éruption, dit Lemercier, (1) « le mal de gorge qui se termine communément par résolution, a cependant parfois occasionné des abcès dans la luette, les amygdales ou le voile du palais; il est moins douloureux... Les régions parotidiennes sont plus engorgées sans être plus douloureuses; tout le visage est gonflé... Du huitième au neuvième jour, disparition de l'exanthème, diminution des parotides et autres symptômes.

(1) Lemercier. Extrait d'un rapport sur une scarlatine exudémique, compliquée de barotides sympathiques, in Journ. compl, des sc, méd, t. 21.

Du douxième au quinzième, le gonflement des parotides disparaît. La guérison totale de la scarlatine arrive du vingt-huitième au trentième jour. »

L'engorgement simple et sans caractère malin du début, se résout donc plus ou moins rapidement suivant les oscillations de la pharyngite qui en a été le point de départ. Il disparaît dans l'intervalle de trois à douze jours, ordinairement entre le 8ᵉ et le 14ᵉ jour de la maladie.

Dans son épidémie, Guérétin (1) a rencontré deux fois seulement des abcès phlegmoneux du cou, suite de scarlatine ; leur marche fut très lente ; dans tous les autres cas, bien que le cou fut très gonflé dès le début, la résolution était la règle dans la forme moyenne de la maladie ; dans la forme maligne, l'engorgement persistait considérable jusqu'à la mort, sans suppurer. Pour Moeller, l'inflammation des glandes du cou, toujours bénigne, se dissipa promptement ; ce n'est que dans les cas où la scarlatine devint maligne qu'il y eut tendance aux abcès. Vose, West, Lemercier, Ridley, font à peu de chose près les mêmes remarques. Lanthiez a noté aussi dans son épidémie que « le plus souvent quand l'inflammation n'était pas très intense, ces tumeurs se terminaient par résolution. » La résolution arrive souvent même alors que la petite tumeur présentait déjà quelques signes de ramollissement et de fluctuation.

La suppuration se montre donc rarement dans les engorgements ganglionnaires bénins ; dans les cas peu communs où elle survient, soit au moment de l'éruption ou de la desquamation, soit en pleine convalescence,

(1) Guérétin, loc. cit.

elle est ordinairement superficielle, et se tarit plus ou moins promptement.

Il est relativement rare que dans ces conditions l'induration persiste à l'état chronique, même chez les sujets strumeux ; chez ces derniers, en effet, lorsque la résolution se fait attendre, on peut être sûr, comme Trousseau, Graves, Ridley, etc., en ont cité des cas, que la suppuration ne tardera pas à s'établir ; suppuration à marche lente et présentant tous les caractères des scrofulides ulcérées bien longtemps après l'entière guérison de l'affection scarlatineuse.

Telle est la marche la plus ordinaire des engorgements cervicaux accompagnant l'angine simple ou pultacée du début. Ils ne présentent rien d'anormal, et contenus dans de justes limites, ils ne sauraient inquiéter ni le malade ni le médecin, ni fournir à ce dernier aucun signe pronostique, aucune indication d'une intervention active.

Toute autre est l'évolution de l'engorgement malin, de celui auquel, par analogie avec le bubon vénérien, on a donné le nom de *bubon scarlatineux*.

Avant tout, nous devons dire que la caractéristique de ce bubon, c'est la prise de possession du tissu cellulaire par l'inflammation, avec ou sans engorgement ganglionnaire. Ce n'est souvent pas seulement le tissu cellulaire, proprement dit, qui s'enflamme, mais aussi celui qui unit les organes de la région entre eux (vaisseaux, muscles, nerfs, etc.,) et les diverses parties de ces organes entre elles, en sorte que l'infiltration séreuse ou purulente peut envahir toute la région précervicale, et même au delà.

Nous avons donné au chapitre de l'anatomie pathologique la filiation des lésions ; nous nous réservons de donner les explications complémentaires au chapitre du Pronostic.

Le moment où l'engorgement cervical sort du cadre normal et se révèle, par un développement exagéré, avec ses caractères de malignité, est variable. On peut toutefois admettre trois époques d'apparition.

Dans la première, le cou et les amygdales sont fortement gonflés dès le début, en même temps que souvent des pseudo-membranes couvrent toute la région amygdalo-staphylo-pharyngienne. Ce mode de début s'est montré surtout dans l'épidémie relatée par Guérétin (1). Il est relativement moins fréquent que les deux autres

La seconde époque d'apparition est la plus ordinaire, c'est peu après la poussée de l'exanthème, tantôt au moment où il pâlit, tantôt au moment de la desquamation, mais généralement entre le 3ᵉ, le 5ᵉ et le 9ᵉ jour de la maladie que l'engorgement fait des progrès inquiétants : quelquefois ce n'est qu'au 11ᵉ et 14ᵉ jour.

Enfin plus rarement le bubon peut survenir tout à coup quand la convalescence est déjà franchement établie; alors où il est franchement malin et amène promptement les plus graves désordres, ou au contraire il se termine par une fonte purulente, à caractères essentiellement bénins, qui évolue plus ou moins rapidement vers la guérison définitive.

Dès le début de la maladie, avons-nous dit, il est rare que quelques ganglions ne soient pas plus ou moins indurés aux angles de la mâchoire, et très souvent sous l'attache supérieure du muscle sterno-mastoïdien. Ces ganglions, du reste, ne sont pas toujours les seuls intéressés, et ceux situés au-dessus de l'os hyoïde peuvent

(1) Guérétin, Mémoire sur une épidémic d'angine scarlatineuse, ni arch. gen. de méd , t. XIV, 1842, p. 289.

aussi devenir le point de départ de la tuméfaction Vose).

Quoiqu'il en soit, jusqu'à ce moment, l'aspect extérieur du malade, sauf la légère bouffissure des angles de la mâchoire et la raideur un peu douloureuse de la nuque, ne présente rien de trop anormal pour fixer l'attention de ceux qui entourent le malade, ou gêner considérablement le malade lui-même. Mais aussitôt que l'engorgement prend son essor et tend à se tranformer en bubon, la scène change.

La tuméfaction à peine visible et peu sensible au toucher s'étend en haut et en bas, gagnant plus ou moins brusquement toutes les parties antéro-latérales du cou, limitée le plus souvent à la partie supérieure de la région, mais envahissant quelquefois toute la région cervicale depuis la mâchoire jusqu'à la clavicule. Cependant, dans la moitié au moins des cas, la tuméfaction progresse plus d'un côté que de l'autre, et la déformation cervicale est très souvent asymétrique, le côté gauche l'emportant sur le droit et *vice versâ*, suivant les observations.

Parvenue à ce degré, la tuméfaction transforme toute la région cervico-latérale antérieure en une colonne solide, dure, rigide, qui s'oppose à toute espèce de mouvement de la tête, soit de flexion, soit d'extension, soit de latéralité. La face elle-même ne tarde pas à s'œdématiser et présente une bouffissure plus ou moins générale qui s'ajoute à l'engorgement cervical. L'extrémité céphalique du patient est alors horriblement déformée et offre l'aspect classique, si souvent décrit, d'une tête en forme de pain de sucre.

Le bubon ainsi développé, compliqué de l'œdème de toutes les parties qui l'entourent, forme autour du cou

du pauvre patient une sorte de carcan qui augmente
affreusement les souffrances qu'il endurait depuis le
début de sa maladie. Ce collier l'étreint impitoyable-
ment, et s'ajoutant au gonflement de toutes les parties
profondes de la cavité bucco-pharyngo-laryngienne,
amène la plus grande gène dans les fonctions de déglutition, de phonation et de respiration. Arrivé à ce degré,
le bubon, indépendamment des complications dont il
peut être le siège, est, par sa seule présence, un danger
redoutable; car on l'a vu quelquefois amener la suffocation et même la mort par étranglement (Mondière),
qu'il se complique ou non d'œdème de la glotte (Dance).

Malgré le volume du bubon, la peau peut conserver
sa couleur normale; cependant le plus souvent, même
alors qu'il n'y a encore aucune trace de suppuration,
elle se teinte d'un rouge plus ou moins vif jusqu'au
pourpre érysipélateux, ou bien, au contraire, revêt la
paleur caractéristique à tension extrême de l'œdème
blanc. Mais un signe qui ne fait presque jamais défaut,
c'est la sensibilité provoquée non seulement par la
moindre tentative de mouvement volontaire, mais encore par le toucher et la pression; cette hyperesthésie
locale semble quelquefois s'endormir au moment de la
suppuration, puisque Osbrey (1) a constaté qu'au moment où il pratiquait les incisions, le malade accusait
à peine une légère douleur, bien moins vive que s'il
eut attaqué une peau saine. Cette douleur peut se montrer à des époques différentes; tantôt elle précède la tuméfaction et en est pour ainsi dire le signe avant-coureur; tantôt elle accompagne les premières manifestations de l'engorgement ganglionnaire et va s'accrois-

(1) Osbrey, cité in cliniques de Graves.

sant avec les progrès de celui-ci : tantôt, elle ne se manifeste qu'au moment où le bubon a déjà acquis un développement marqué. Enfin, cette douleur provoquée est doublée le plus souvent d'un sentiment de gêne et de tension produit par le gonflement œdémateux ; dans quelques cas même, où ce gonflement est énorme, il peut y avoir suffocation imminente.

Nous venons de voir comment le bubon, par ses progrès incessants, arrivait à enserrer le cou du patient dans une sorte de collier strangulatoire. La mort peut arriver dans ces conditions par asphyxie immédiate (dans l'observation de Dance) causée soit par un œdème de la glotte, soit par la compression du bubon sur l'appareil trachéo-laryngien, seule ou unie à l'œdème précédent, sans qu'on rencontre pendant la vie ou après la mort aucun signe de suppuration ; c'est alors, comme le dit Barthez, une sorte d'œdème actif et les tissus sont infiltrés d'une sérosité sanguinolente, sans traces de pus, ainsi que l'ont démontré Vose et Graves. West y a rencontré un liquide séreux ou séropurulent, mais jamais de véritable pus.

Pour si peu pourtant que persiste la vie du patient, la transformation purulente a le temps de se produire ; mais ici encore on reste étonné de ne voir bien souvent se produire aucun signe de fluctuation, alors qu'à l'autopsie on se trouve en présence de vastes foyers et de décollements étendus : le gonflement énorme des tissus rend compte de leur dureté extrême et de leur peu de rénittence pendant la vie. Le contraire est tout aussi vrai, les cas, en effet, sont nombreux, et nous-même en apportons deux observations, où, en face d'un bubon considérable et fluctuant manifestement, on est en droit de se croire autorisé à user du bistouri et, où, une fois l'incision faite, il s'écoule peu ou pas de pus.

Dans les cas où la suppuration apparaît avant la mort, c'est généralement du 12ᵉ au 17ᵉ ou 20ᵉ jour que la fluctuation se fait sentir, elle commence par le centre de la tumeur, la peau change de couleur et s'amincit, le bistouri enfoncé donne issue ordinairement à une grande quantité de pus.

Lorsqu'il n'y a pas de complication de gangrène, le pus est abondant, bien lié, de bonne nature. D'autres fois, dans les circonstances les moins favorables, il est séreux, sanieux et exhale une odeur affreuse.

Le gonflement, dans les cas de suppuration, est ordinairement plus prononcé d'un côté que de l'autre et assez souvent borné à un seul. Quoiqu'il en soit, la suppuration ou la gangrène n'envahissent jamais les deux côtés à la fois, même quand le bubon s'est développé, dès le commencement, symétriquement : dans ce cas. l'engorgement diminue ou disparaît d'un côté, alors que de l'autre il passe par les différentes phases que nous venons d'analyser ; rarement les deux côtés entrent en suppuration l'un après l'autre comme dans l'observation de Vidal (Société anat. 1854).

Quand la maladie tend vers la guérison malgré le bubon malin, l'abcès se déterge et se ferme avec une grande rapidité. Les cas cités par Trousseau, Sandwith, Guérétin, où l'abcès a pris une marche chronique et a persisté des semaines et des mois, sont relativement rares.

Dans la majorité des observations nous voyons au contraire la mort suivre presque toujours la fonte purulente du bubon, ainsi que MM. Rilliet et Barthez l'ont constaté. Cette terminaison fatale survient dans trois

circonstances : soit avec suppuration simple et abondante, soit avec suppuration séreuse de mauvaise nature,
difficile et complication de gangrène, soit avec suppuration et hémorragie, soit avec suppuration, gangrène
et hémorragie.

La gangrène peut aussi frapper primitivement le bubon, dissociant et transformant en putrilage presque
tous les organes de la région. Graves et Trousseau rapportent chacun un cas de guérison après gangrène étendue, ayant mis à nu les vaisseaux, muscles et nerfs de
la région cervicale ; nous laissons à penser quelle était
la difformité de la cicatrice succédant à une pareille lésion? Ce sont, du reste, les deux seuls exemples de
terminaison favorable après un processus gangréneux.

Quant à la fréquence relative des diverses terminaisons énoncées ci-dessus, Vose, d'accord en cela avec la
plupart des auteurs, nous donne la note juste : « Dans
le plus grand nombre de ceux, dit-il, qui se terminèrent
d'une manière favorable, les oreillons finirent par résolution ; car bien que parmi les trois cas de guérison que
nous venons de rapporter, il s'en trouve un terminé par
suppuration ; on ne doit pas croire que les cas de suppuration se trouvaient dans les mêmes proportions dans
le chiffre des guérisons. La suppuration a été rare, mais
en général, les malades qui en étaient atteints n'allaient
pas mal. Nous n'avons pas un seul cas de guérison
parmi ceux où la gangrène a frappé les parties tuméfiées ; mais cet accident était fort rare. Dans la plupart
des cas, la mort a eu lieu lorsque les tumeurs cervicales
ta ient encore dans un état qui ne devait pas ôter tout
espoir de les voir se terminer par résolution si la vie
avait été prolongée. »

Guérétin aussi n'a vu que deux fois se former des

abcès ganglionnaires dans la forme maligne, à marche lente, mais avec guérison consécutive. La mort arrivait toujours quand les tumeurs étaient encore sans signes de fluctuation.

MM. Rilliet et Barthez constatent aussi la rareté des fontes purulentes ; le plus ordinairement la maladie se borne à un gonflement œdémateux qui se résout ou persévère jusqu'à la mort. Nos propres observations viennent à l'appui de celles de ces maîtres.

Graves tend à la même conclusion. « Le gonflement du cou croissait jusqu'au dernier moment, mais il était bien rare qu'il présentât quelque tendance à la suppuration ; il affectait toujours la même dureté sur tous les points, tout au plus devenait-il dans quelques cas, le siège d'un ramollissement obscur qui lui donnait une certaine résistance, si l'on incisait, on n'y trouvait pas de pus ; la coupe montrait une infiltration séro-sanguine et du tissu cellulaire mortifié qui se continuait sans ligne de démarcation avec les tissus vivants. »

Il est une suite possible de la guérison de ces adénophlegmons que nous devons signaler ; elle nous est fournie par Kennedy (1) : « Les suites de la maladie, dit-il, furent quelquefois remarquables : on vit dans la convalescence, le col rester incliné, et les efforts pour redresser la tête étaient excessivement douloureux : antôt il y avait alors inflammation de la région postérieure du col, avec carie des vertèbres ; tantôt les muscles seuls étaient compromis et infiltrés de lymphe, ou bien leur rétraction était purement spasmodique... »

Dans nos observations, nous rapportons 10 cas

(1) Kennedy, épidémie de scarlatine, in arch. gén de méd. t IV, 1844, p. 89.

d'hémorrhagies post-buboniennes ; sur ces 10 cas, une seule guérison est rapportée par Mœller (1); elle est survenue après ligature de la carotide primitive. Le même auteur a du reste vu cette ligature échouer dans une autre circonstance à peu près identique.

Ces hémorragies se font, soit par la plaie de l'abcès, soit par la bouche, soit par l'une et l'autre lorsque les deux cavités communiquent. Elles sont toujours la conséquence d'une érosion d'une veine ou d'une artère, produite soit par le contact du pus seul, soit par ce contact envenimé par le processus gangréneux, soit par ce dernier seul. Les artères sont un peu plus souvent atteintes que les veines (6 fois sur 10); parmi les veines, la jugulaire interne seule est attaquée; parmi les artères, le plus souvent l'altération porte sur la carotide externe ou l'une de ses branches. Les rapports de la veine jugulaire interne et des carotides avec le bubon, nous rendent suffisamment compte du lieu d'élection de ces sortes d'hémorragies.

L'hémorragie peut encore choisir une autre voie; ainsi, Graves rapporte un cas où en même temps que le bubon il y eut otite interne suppurée et hémorragie par l'oreille droite, due probablement à une érosion d'un vaisseau avoisinant. Enfin, l'hémorragie peut prendre le caractère passif et se faire à la fois par la bouche, le nez, les intestins, sans qu'il y ait de rapport direct avec le bubon suppuré ou gangréné, ainsi que Graves, Mill, etc., en rapportent des cas dans les formes adynamiques typhoïdes de la scarlatine.

Ces hémorragies empruntent leurs caractères aux

<hr>

(1) J. Moeller, épidémie de scarlatine, in Gazette médicale, 184, p. 955.

vaisseaux qui les fournissent ; abondantes, rutilantes et
en jet dans les érosions artérelles ; toujours abondantes,
presque aussi vives, mais moins rouges dans les
érosions veineuses ; enfin, coulant en nappe et d'une
façon plus ou moins continue dans les cas où elles sont
dues à la rupture de petits vaisseaux ou de capillaires.
Mais toutes sont plus ou moins promptement suivies
de la mort ; que celle-ci survienne après la première
hémorragie, ou qu'elle se produise après des hémorragies successives, parce que le flot sanguin, comprimé
et arrêté dans les premiers moments, ne tarde pas à
vaincre toutes les résistances thérapeutiques. Nous le
répétons, nous ne connaissons qu'un seul cas d'hémorragie supprimée et de guérison définitive, après ligature
de la carotide primitive. Quant aux hémorragies passives par d'autres voies et d'autres processus, nous
en reparlerons bientôt en traitant des symptômes
généraux.

Nous devons signaler deux circonstances particulières dans le processus de cette forme de sarlatine dont
nous nous occupons. Ainsi d'une part, on peut assister
au développement d'une véritable diathèse purulente
comme Graves et Corrigan en citent chacun un cas,
mais suivant que l'effort purulent porte sur tel ou tel
tissu ou qu'il prend une marche plus ou moins aiguë,
la terminaison est plus ou moins favorable, ainsi qu'on
peut s'en assurer en lisant les observations de ces
auteurs. D'autre part, on peut avoir à faire à une véritable hémophilie, ainsi qu'il appert du cas relaté par
Hœfnagels, et où la guérison n'en survint pas moins
malgré un cortège de symptômes alarmants et une phlébite, développée autour de l'abcès cervical.

Une avant-dernière question nous reste à examiner :

quelle est l'influence du développement du bubon
malin sur l'état général du malade ; en renversant les
termes, quels sont les symptômes généraux qui peuvent
se rattacher aux progrès de l'engorgement cervical et à
ses différentes terminaisons ?

Dans les cas bénins, où l'engorgement semble un
moment vouloir dépasser ses limites naturelles, pour
rentrer bientôt dans l'ordre et se résoudre avec plus ou
moins de rapidité, les symptômes généraux sont en
général peu accusés, et ils ne sortent guère des bornes
physiologiques de la maladie primitive. L'engorgement
alors n'est pas encore une complication ; tout au plus
peut-il y avoir une légère exacerbation de la fièvre, un
malaise plus vif, de l'insomnie, etc...

Lorsque la scarlatine tend vers la guérison et le
bubon vers la résolution, celui-ci par ses progrès peut
prolonger la longueur de la fièvre éruptive et main-
tenir la sécheresse de la langue, la chaleur de la peau
et la fréquence du pouls ; mais bientôt, ordinairement
du septième au douzième ou vingtième jour, tous les
symptômes généraux cèdent rapidement, en même
temps que la tuméfaction diminue et disparaît.

Lorsque la fonte purulente s'empare du bubon malin,
ordinairement à la fin de la période d'éruption, au commencement de la desquamation, deux cas peuvent se présenter : où l'enfant n'accuse plus le bien-être qui marque
la convalescence des fièvres éruptives, où il éprouve un
soulagement évident ; il commence quelquefois à se
lever, lorsque les symptômes généraux reparaissent
sous l'influence de la suppuration.

La fièvre persiste ou reparait avec une violence plus
ou moins grande quelquefois avec redoublement le

soir et frissons ; ces frissons peuvent revenir par accès répétés plusieurs soirs de suite, et simuler des accès intermittents ; la température, au lieu de s'abaisser progressivement, reste entre 39 et 40, ou remonte à ce chiffre si elle avait d'abord cédé.

La langue reste noire et sèche, ou le redevient si elle s'était humectée. Les lèvres et les gencives peuvent même, dans certaines formes typhiques, se couvrir de fuliginosités. Le délire vient quelquefois compliquer la scène, ou violent et agité, ou sous forme de subdélirium passif comme dans l'observation de William Moore. Le sommeil qui était quelquefois revenu, se perd de nouveau et, avec ou sans délire, l'enfant est agité et grognon. Le pouls oscille entre 120 et 150, petit, fréquent et souvent misérable.

Quand la suppuration est abondante et surtout quand elle se complique, comme dans plusieurs de nos observations, d'hémorragies passives par diverses voies (fosses nasales, bouche, intestins, langue, etc.), l'enfant s'amaigrit, s'affaiblit progressivement et tombe bientôt dans une prostration extrême, avant-coureur de la mort.

Cependant, bien que le plus souvent la terminaison soit malheureuse, nous avons enregistré encore bien des guérisons. Du reste ce n'est pas toujours la suppuration qui est fatale ; dans quelques cas, en effet, l'abcès ouvert commençait à se couvrir de granulations lorsqu'une hémorragie artérielle ou veineuse venait tout à coup détruire l'œuvre de réparation de la nature (observation de Mill.)

Quoiqu'il en soit, dans ces cas et dans ceux de guérison définitive, l'ouverture de l'abcès amène presque toujours, plus ou moins promptement, une sédation assez rapide dans l'intensité des symptômes généraux ; et lors même que l'abcès persiste quelquefois longtemps, l'amaigrissement et l'affaiblissement du malade sont assez promptement remplacés par tous les bienfaits de la convalescence

Mais il n'en est pas toujours ainsi : quand l'abondance de la suppuration, vu ses mauvais caractères, constitue par elle-même la maliginité du bubon, les symptômes précités, même s'ils ont un moment paru céder, s'accentuent alors jusqu'au terme fatal; la face est pâle, l'anxiété est extrême, le pouls misérable, la prostration profonde, et c'est souvent dans une sorte de coma final, précédé ou non de convulsions (Osbrey), que le malade expire.

Il n'est pas toujours nécessaire que la suppuration intervienne pour donner lieu au tableau pathologique que nous venons de tracer : Cette suppuration, avons-nous dit plus haut, est relativement rare, et malgré cela le bubon domine encore la scène de sa maliginité, ainsi qu'il appert des épidémies relatées par Graves, Osbrey, Vose, etc.... Graves signale une forme de scarlatine, bénigue et normale dans ses débuts. Vers le quatrième ou cinquième jour la fièvre disparaissait, la soif diminuait, la peau était normale, l'angine et la céphalalgie s'amendaient ; les fonctions intestinales se rétablissaient, lorsque tout à coup, au huitième ou neuvième jour, réapparition de la fièvre, peau chaude, prostration considérable, etc..... en même temps que l'engorgement cervical progressait considérablement, restait dur, ou à peine rénittent, ne montrant à la coupe qu'une infiltration sero-sanguine sans traces de pus.

Lorsque la gangrène frappe d'emblée le bubon ou

lorsquelle vient compliquer le travail de suppuration, elle s'accompagne aussi d'une aggravation dans les symptômes généraux. — La bouche et les dents deviennent fuligineuses, il y a agitation avec ou sans délire, la chaleur de la peau et la fréquence du pouls persistent, il y a tympanisme et diarrhée; des taches de purpura peuvent couvrir diverses parties du corps, et des hémorragies passives se faire par diverses voies. — La prostration devient extrême, les traits sont tirés, la face est pâle, et la mort est, dans quelques cas, précédée d'un accès de convulsion. S'il y avait abcès, la suppuration séreuse et fétide ne tarde pas à se tarir et les bords de la plaie à s'affaisser.

Ici encore nous pouvons citer un cas où la gangrène a paru s'arrêter, où l'appétit et les forces du malade semblaient revenir, lorsque survint une hémorragie capillaire, par la plaie, qui emporta le malade dans un état d'exanguiniité extrême.

Les bourgeons charnus peuvent du reste se montrer, même après le sphacèle le plus étendu, et coopérer à la guérison du petit malade, mais malheureusement c'est là une trop faible exception à la règle générale, qui est la mort, puisque nous n'en pouvons citer que deux cas de Trousseau et de Graves.

Les hémorragies abondantes et rapides se montrent avec le cortège habituel de leurs symptômes : face pâle, anémiée, exangue, sueurs froides, refroidissement des extrémités, syncope, déjections involontaires, etc..... Ces symptômes ne sont pas toujours consécutifs; ils précèdent quelquefois de peu de temps l'imminence du flot sanguin.

Des distinctions doivent être encore faites quant aux rapports qu'affectent entre eux, l'angine etle bubon.

Relativement à la nature de l'angine, comme nous l'avons fait pressentir plus haut, dans la moitié des cas, l'angine est pseudo-membraneuse, soit dès le début (ce qui est plus rare), soit peu après l'éruption, soit pendant la convalescence, et c'est souvent l'exsudation pseudo-membraneuse qui semble donner l'impulsion au bubon malin.

Les rapports entre l'apparition de l'angine spécifique de la scarlatine (abstraction faite de sa nature intrinsèque) et l'apparition du bubon sont variables. L'une et l'autre peuvent se montrer simultanément dès le début et progresser parallèlement, comme dans l'épidémie de Guérétin. L'angine peut être intense dès le début, avec ou sans ulcérations, et l'infiltration du cou ne survenir qu'au moment de la desquamation, alors que la première a presque disparue : Hamilton rapporte un cas où le gonflement du cou ne devint énorme et n'entra en suppuration qu'au moment où les ulcérations primitives de la gorge étaient en pleine cicatrisation. L'angine des prodomes et de l'invasion peut disparaître avec l'éruption et s'amender avec tous les symptômes généraux; puis reprendre tout à coup une acuité extraordinaire, ainsi que les symptômes généraux, au moment où le bubon prend une extension hors de toute proportion avec les débuts bénins de l'affection : c'est ce que Graves avait noté dans l'épidémie dont il nous a donné la relation magistrale. On peut toutefois établir, en règle générale, que lorsque le bubon se manifeste avec les caractères malins de développement énorme, avec ou sans suppuration et gangrène, les altérations correspondantes de la gorge, primitives ou secondaires, sont à leur maximum d'intensité, depuis le gonflement et la rougeur considérable des amygdales jusqu'à leur ulcération et leur gangrène avec extension quelquefois aux autres parties de la cavité bucco-pharyngienne. L'exsudation pseudo-membraneuse est aussi dans ces cas une complication fréquente.

Il est cependant des exceptions à cette règle. C'est ainsi que Vose (1) a pu écrire que, dans son épidémie, « l'inflammation et l'ulcération de la gorge avaient souvent une étendue extraordinaire ; mais qu'on observa fréquemment des oreillons dans des cas où le mal de gorge n'était pas plus prononcé qu'il ne l'est dans la scarlatine où on ne rencontre pas ces tumeurs. » Moeller(2) de son côté note que « l'angine ne fut que rarement inflammatoire; les amygdales étaient le plus souvent tuméfiées d'une manière ataxique, mais sans gêner la déglutition... » Du reste au chapitre du pronostic, nous verrons que toutes les angines intenses n'appellent pas nécessairement un développement corrélatif dans les engorgements de la région cervicale.

Au chapitre suivant, nous reviendrons sur cette importante question au point de vue du pronostic, et nous examinerons aussi les rapports entre le début de la scarlatine et le bubon, en ce qui regarde les symptômes généraux et les caractères de l'éruption.

(1) Vose, loc. cit.
(2) Mœller, loc. cit.

CHAPITRE IV.

PRONOSTIC.

I. — Adénites et Adéno-plegmons diphtéritiques.

D'une façon générale, on peut certainement avancer que plus l'angine prendra une allure toxique, plus on devra craindre de voir survenir un engorgement cervical considérable ; cependant cette loi est loin d'être absolue, car nous avons vu souvent cette forme de diphtérie manquer d'engorgement ou n'en présenter que très peu. D'autre part, l'angine à évolution favorable se complique facilement de ce même engorgement ou en manque aussi aisément. Il s'en suit qu'on ne peut pas établir de principe général découlant, soit de l'intensité des phénomènes locaux, soit de l'abondance des fausses membranes, soit enfin de la marche des symptômes généraux, pour assurer la prévision du médecin, relativement au développement possible et à venir des engorgements cervicaux dans la diphtérie pharyngienne. Comme nous l'avons dit, à propos de l'étiologie, plusieurs causes influent sur ce développement, dont nous ne connaissons pas assez le mode intime d'action pour en tirer toujours un pronostic certain. Cependant, étant donnée une diphtérie toxique, il y a plus de chances pour que cet engorgement devienne plus considérable que lorsque la diphtérie est peu grave; dans ce cas aussi cet engorgement prend plus facilement des caractères pernicieux, soit en persistance, soit en énormité de développement, soit en gonflement œdémateux, etc..., mais il atteint rarement au degré de malignité que nous lui verrons prendre dans la scarlatine.

Si l'on ne peut pas indiquer d'une façon précise quel *degré* d'accroissement peut atteindre un engorgement, une fois cet engorgement établi, peut-on au moins prévoir quelle sera son influence sur l'évolution ultérieure de l'affection diphtéritique?

Ici encore, nous nous trouvons en face de données variables. L'engorgement pris en lui-même, alors même qu'il est considérable, peut progresser encore et contribuer pour sa part à la terminaison fatale; ou au contraire retrocéder en même temps que les symptômes généraux s'amendent, et que la convalescence s'approche. Le médecin dans ses prévisions devra donc, non seulement tenir compte de l'état local, mais encore de l'état général, et ne pas baser son pronostic sur celui-là, mais sur tous les deux à la fois.

Il est cependant certains caractères particuliers, qui pourront fournir quelques éléments de plus à la solution de cette question. Ainsi, que l'engorgement reste borné à quelques ganglions superficiels, pour peu que l'affection générale prenne une allure favorable, il y a peu à redouter de la marche ultérieure de l'affection. Si les ganglions profonds se prennent, et surtout si le tissu cellulaire montre quelque tendance à s'enflammer, le danger, sans être plus grand, annonce tout au moins une affection plus tenace, et dans les cas en apparence les plus bénins, cet engorgement peut évoluer avec le début de la convalescence, vers la fonte purulente.

Enfin, quand le tissu cellulaire se prend antérieurement ou simultanément ou postérieurement à l'engorgement ganglionnaire (les ganglions alors comme dans la scarlatine, peuvent rester étrangers au processus inflammatoire), quand l'empâtement diffus qui en résulte, est porté à son maximum, l'angine est alors toxique au plus haut degré; tout l'annonce, aussi bien dans la marche des phénomènes locaux que dans celle des manifestations générales.

Nous n'insisterons pas plus longuement ici sur cette caractéristique du bubon malin, qui appartient autant à la diphtérie qu'à la scarlatine, nous réservant de la développer bientôt, quand nous aborderons le pronostic de cette dernière affection.

L'infiltration plastique ou sero-sanguinolente et l'infiltration sero-purulente se rencontrent, avons-nous dit, plus souvent que la suppuration en foyers. Aussi n'avons-nous que peu de cas de cette dernière à citer au milieu de la masse des observations que nous avons compulsées, et encore, dans quelques cas, rien pendant la vie ne semblait ¦annoncer un abcès véritable. Quoi qu'il en soit, au moment de la formation de ces abcès, les symptômes généraux et locaux persistent ou s'aggravent, et le pronostic est nécessairement fatal. C'est ainsi que dans un cas, la température s'est maintenue tout le temps à 40°; dans un autre, est survenu le croup et la paralysie des quatre membres; dans un troisième, un purpura généralisé; dans un quatrième la paralysie du voile du palais et du bras droit: dans tous l'angine a persisté avec fausses membranes abondantes.

Quand le bubon ne progresse pas activement et ne

tend vers la suppuration qu'au moment de la disparition des fausses membranes, c'est-à-dire au commencement de la convalescence de l'angine, tout n'est pas encore dit pour le pronostic. Si rien d'anormal ne se manifeste dans les débuts de la convalescence, c'est-à-dire si elle est entière, l'abcès évolue en dehors de toute spécificité comme un abcès simple ordinaire et la guérison survient à coup sûr plus ou moins promptement. Mais si certaines circonstances semblent indiquer que le virus diphtéritique n'est pas complètement éteint, la vigilance du médecin doit rester en éveil, car, même alors que l'abcès lui-même tend à la guérison, on doit tout craindre de cette pseudo-somnolence de l'affection générale. C'est ainsi que dans deux de nos observations, l'abcès, quoique tendant à la guérison, se creusait et l'on voyait ses bords se recouvrir de fausses membranes ; au moment où on le croyait guéri, le petit malade offrait tout à coup la généralisation de paralysies, partielles jusque là, qui amenaient promptement une terminaison funeste.

Dans ces deux cas, le virus ne faisait donc que sommeiller, si bien, qu'au moment où l'on pouvait espérer un mieux définitif, ce virus se réveillait tout à coup et poussait à ses dernières limites les symptômes de paralysie qui ne tardaient pas à emporter le malade. Cette marche insidieuse d'un abcès se recouvrant à certains moments de fausses membranes, alors qu'elles ont disparu entièrement du pharynx, doit engager le médecin à ne pas porter trop tôt un pronostic favorable. Une telle prévision ne peut dans ces cas avoir sa valeur véritable, que lorsque tout, jusqu'au bubon abcédé lui-même, est entièrement débarrassé de l'infection diphtéritique.

En résumé, dans les débuts de l'angine diphtéritique,

on ne saurait trouver un signe certain annonçant l'approche du bubon malin ; et, quand celui-ci est développé, il faut tenir compte et des symptômes généraux et des symptômes locaux de l'angine diphtéritique, en même temps que des caractères particuliers de l'engorgement cervical (suivant qu'il y a ou non inflammation de tels ou tels ganglions et du tissu cellulaire) pour pouvoir porter un pronostic approximatif sur l'évolution ultérieure de la diphtérie en général et du bubon en particulier.

Tous les auteurs s'accordent plus ou moins à établir une corrélation étroite entre le degré de toxicité de l'angine diphtéritique et le développement de l'engorgement cervical ; nos conclusions ne leur sont pas opposées, mais elles admettent certaines réserves indispensables, vu les exceptions qui seraient inexplicables sans elles.

2° *Adénites et adéno-phlegmons scarlatineux.*

La question du pronostic, dans l'adénite scarlatineuse, doit être envisagée à deux moments de l'affection générale : 1° Dans les débuts de la fièvre éruptive ; 2° A l'époque du développement du bubon malin ; en d'autres termes, il s'agit de déterminer quels peuvent être, dans les premières phases d'une scarlatine, les signes propres à faire prévoir l'apparition du bubon, puis, une fois celui-ci développé, quelle en est la signification par rapport à l'évolution ultérieure de l'affection générale.

L'étude des symptômes, telle que nous l'avons faite

dans le chapitre précédent, va nous aider à la recher-
che de la solution de la première question ; mais on
peut prévoir déjà combien les faits interrogés seront
loin de donner toujours une réponse précise et satisfai-
sante.

Si nous nous adressons tout d'abord aux symptômes
généraux qui marquent l'invasion de toute scarlatine,
nous devons les diviser, au point de vue du pronostic,
en trois grandes classes.

Dans bien des cas, les premières manifestations de la
scarlatine n'annoncent qu'une maladie à forme bénigne :
avec l'éruption, les symptômes généraux et locaux
s'amendent, le petit malade semble déjà bénéficier de
tous les bienfaits d'une rapide convalescence ; lorsque
tout à coup la fièvre, se rallumant avec une intensité
plus grande, etc., l'engorgement ganglionnaire, peu
marqué jusque-là, prend une extension hors de proportion avec les prévisions du médecin et emporte le malade le plus souvent, lorsque le bubon ne constitue encore qu'une sorte d'œdème actif sans traces de suppuration.

Dans la seconde classe, l'attention peut être attirée
sur la possibilité d'une complication, sans qu'on puisse
toujours préciser si on aura à faire à un bubon malin ou
à toute autre affection intercurrente ; mais au moins,
alors, l'éveil est donné et l'on doit se tenir sur ses
gardes : c'est lorsque la scarlatine ayant été bénigne,
l'enfant n'accuse pas, au moment de la desquamation,
le bien-être des premières lueurs de la convalescence.
Le petit malade reste agité et grognon, son pouls est
fréquent, sa température se maintient élevée, etc....
Dans ces conditions, pour peu qu'il y ait déjà quelque
tendance à l'engorgement cervical ou seulement si cet

engorgement paraît se modifier défavorablement, il faut tout craindre de ses progrès ultérieurs.

Enfin, la fièvre éruptive prend-elle dès l'invasion une intensité croissante; y a-t-il fièvre violente, cette fièvre offre-t-elle des redoublements ; y a-t-il céphalalgie gravative, délire et agitation, tympanisme abdominal avec ou sans diarrhée? Tout doit faire redouter soit une mort à brève échéance avant toute autre manifestation locale, soit une durée un peu plus longue permettant alors à diverses complications, et parmi celles-ci au bubon malin, de se montrer et de soumettre le patient à tous les aléa de ses terminaisons variées.

Les symptômes généraux qui marquent l'invasion de toute scarlatine ne sont donc pas absolument significatifs ; cependant la connaissance de ces diverses formes doit, dans bien des circonstances, engager le médecin à se tenir sur une prudente réserve relativement à l'évolution ultérieure d'une affection aussi capricieuse.

Certes, si l'éruption présente quelque chose d'insolite en intensité ou en durée, si elle vient à manquer, et si en même temps les phénomènes généraux ou l'angine s'accuse avec une extrême violence, l'anxiété du médecin doit être grande, car une complication peut être imminente. Cependant, là encore, la balance est égale entre toutes les complications, et l'on ne peut déterminer à l'avance si l'effet du virus morbide se portera plutôt sur le tissu cellulaire de la région cervicale que sur toute autre partie du l'organisme. D'un autre côté, il est fréquent de voir survenir ces mêmes complications pendant la durée ou à la suite d'une éruption à évolution normale. L'exanthème se montre donc aussi peu prodigue en fait d'indications pronostiques.

On le voit, ces deux circonstances, symptômes géné

raux et éruption, fournissent des éléments importants de pronostic en général; mais s'ils peuvent dès l'abord, dans bien des cas, permettre de prévoir le caractère de malignité que va prendre la fièvre éruptive, ils ne nous annoncent pas d'une manière précise si c'est sur la région cervicale, plutôt que sur tout autre point, que cette malignité concentrera ses efforts dangereux. Les signes locaux, au contraire, vont nous donner des indications plus positives.

Toute angine violente dès le début, surtout lorsqu'elle se complique d'ulcérations profondes, de phagédénisme ou de gangrène plus ou moins étendue, annonce l'approche du bubon malin, si déjà celui-ci n'a fait des progrès parallèles aux altérations du pharynx. Il ne faut pas cependant se méprendre sur la nature de ces ulcérations, car, dans la scarlatine angineuse avec phlogose vive de l'isthme, les amygdales seules peuvent être le siège d'érosions superficielles qui n'entraînent pas avec elles de malignité corrélative dans l'engorgement ganglionnaire cervical.

Une des complications de l'angine, qu'elle apparaisse dès le début, ou seulement à l'éruption, ou plus tard, qui est presque fatalement l'avant-coureur du bubon malin, c'est à coup sûr l'exsudation pseudo-membraneuse, bornée au pharynx, ou étendue aux fosses nasales et quelquefois à la peau. Il faut ici, sans doute, tenir compte de l'influence épidémique, car, pour notre part, sur cinq cas de bubons suppurés nous n'avons noté qu'une fois l'angine diphtéritique, alors que plusieurs autres de nos observations nous montrent cette même angine sans influence pernicieuse sur la marche de l'engorgement qui s'est résolu avec la guérison de l'affection générale. Cependant, nous devons nous ranger à l'opinion générale des auteurs qui ont vu cette exsudation devenir pernicieuse, non-seulement par elle-même, mais encore par l'essor donné au bubon.

Quoiqu'il en soit, il y'a trois facteurs de malignité dans l'angine scarlatineuse, ce sont : 1° les ulcérations à tendance envahissante, non-seulement en surface, mais en profondeur, le plus souvent du fait de la gangrène; 2° l'exsudation pseudo-membraneuse confluente et extensive; 3° le développement anormal des ganglions et du tissu cellulaire de la région cervicale. Ces trois facteurs peuvent rester séparés ou s'associer deux à deux ou trois à trois; le plus souvent il y a concordance du troisième avec le premier ou le second; mais dans tous ces cas, le pronostic de l'affection en général est singulièrement aggravé.

En résumé, d'après les nombreuses relations d'épidémies que nous avons compulsées, étant donnée une scarlatine dans ses débuts, on ne peut y puiser de signes absolument précis sur l'évolution ultérieure de l'engorgement cervical. Seuls les caractères de l'angine sont un peu plus affirmatifs. Aussi, à ce point de vue, la réserve du médecin doit-elle être extrême auprès des familles pour ne pas donner un pronostic ou trop optimiste ou trop pessimiste que l'avenir viendrait tôt ou tard démentir; puisque d'un côté la convalescence elle-même de la scarlatine la plus bénigne, n'est pas à l'abri des morsures du bubon, et que, d'un autre côté, la scarlatine la plus véhémente peut tourner bride tout à coup sans complication d'aucune sorte.

Au lieu de chercher dans les caractères de l'affection générale les signes avant-coureurs du bubon, si nous renversons les termes de la proposition en demandant au bubon ce qu'il nous annonce de bon ou de mauvais sur l'évolution ultérieure de cette affection, la réponse sera plus claire et plus positive.

Et d'abord, y a-t-il un caractère qui permette de reconnaître à peu près sûrement qu'un engorgement cervical est ou devient bubon malin ?

Oui, ce caractère existe et il est assez généralement vrai pour qu'on puisse l'élever presque à la hauteur d'une loi, bien que cette loi souffre là comme partout en médecine, quelques exceptions.

Ce caractère, d'après ce qui précède, il serait inutile de vouloir le découvrir dans les symptômes généraux ou locaux, il appartient à l'engorgement lui-même.

Nous ne craignons pas de l'affirmer, la caractéristique ordinaire du bubon malin, c'est la prise de possession du tissu cellulaire par l'inflammation de quelque nature qu'en soient les produits : sero-sanguinolents, séreux, sero-purulents, purulents ou gangréneux.

Quand l'inflammation débute par les ganglions situés à l'angle de la mâchoire ou sous le muscle sterno-mastoïdien, ce qui arrive toujours, pour peu que l'angine ait quelque acuité, rien n'est trop à redouter de ce côté tant que le tissu cellulaire n'y participe pas. Un certain degré d'empâtement n'exclue pas toujours la bénignité du bubon qui ne tarde pas alors à se résoudre. Dans ce cas même on peut voir, malgré un commencement de suppuration, tout rentrer dans l'ordre plus ou moins promptement; c'est alors que chez les sujets non scrofuleux, Trousseau et d'autres auteurs, ont vu la suppuration prendre une marche lente, et que chez les strumeux, ils ont noté la transformation en véritables écrouelles à échéance indéfinie.

Mais, si dès l'angine primitive, le tissu cellulaire de la région cervicale se prend, et si le bubon se manifeste

avec ses caractères d'empâtement et de dureté plus ou
moins généralisée; ou bien, si, au moment de l'angine
secondaire, pultacée ulcéreuse ou diphtéritique, le processus inflammatoire jusque-là bénin et borné aux ganglions superficiels, envahit ce même tissu cellulaire, si
ce même processus prend le caractère d'inflammation
diffuse plutôt que d'inflammation franchement phlegmoneuse, le bubon prend alors le caractère malin et le petit
malade est exposé à tous les dangers que présentent les
phases de son évolution ultérieure.

En compulsant, comme nous l'avons fait nous-
mêmes, les observations que nous relatons à la fin de
notre travail, celles de Vose, par exemple, et en se rap-
portant aux divers ouvrages des auteurs les plus autorisés en la matière (1), on verra que tous les faits tendent à cette conclusion; mais l'on s'apercevra aussi
qu'aucun de ceux qui ont noté l'état du tissu cellulaire
dans les engorgements cervicaux n'ont spécialement
indiqué cet état comme caractérisant intrinsèquement
le bubon malin. Aussi croyons-nous être, après notre
excellent maître, M. le docteur Cadet de Gassicourt, des
premiers à faire de ce signe, à peu d'exceptions près,
la caractéristique du bubon malin.

De ce que le tissu cervical, participant en majeure
partie au travail d'inflammation, le bubon prend une
marche de mauvais augure, il ne s'en suit pas fatalement que la mort doive clore la scène dans tous les cas.
La nature, aidée ou non de l'art, a souvent des res-
sources inattendues, qui porteront le médecin à ne
jamais désespérer de son intervention.

Ainsi, les observations III de Lanthiez et l'observa-

(1) Graves, loc. cit. p. 413 et suiv. West, loc. cit.

tion V de Vo‧c nous montrent la résolution du bubon.
Mœller rapporte un cas, Guérétin deux, Graves un, etc..,
où le bubon guérit après suppuration. Le cas d'Hœfnagels est encore plus remarquable sous ce rapport, puisque la guérison de l'abcès et de l'affection générale
survint malgré les symptômes généraux les plus enta-
chés d'adynamie, malgré des hémorrhagies passives,
une sorte d'hémophilie par différentes voies, du purpura, des pétéchies, etc.....

Mais alors, ce qui peut permettre jusqu'à un certain
point, au médecin, de rassurer son pronostic, c'est que,
au moment où le bubon, suppuré ou non et même gangréné (cas de Graves, Trousseau, Mœller), prend une
marche plus favorable, les symptômes généraux s'amendent, le pus de l'abcès, s'il était de mauvaise nature,
redevient louable, la plaie gangrenée se couvre de bourgeons charnus, l'inflammation de la gorge se mo-
difie, etc.

Du reste, dans ces cas qui semblent se placer sur là
limite de la bénignité et de la malignité, nous ne saurions mieux faire que de nous en rapporter à ce qu'écrit
West (1) à propos de la *scarlatine angineuse* : «...Dans
le plus grand nombre des cas qui se terminent fatalement, les symptômes locaux ne paraissent en aucune
façon être la cause de la mort..... D'un autre côté, les
cas de scarlatine angineuse simple ont en général une
issue favorable...., de même le mal de gorge, bien qu'il
survienne de bonne heure, augmente vite, et atteigne
en peu de temps une grande intensité, ne s'accompagne
pourtant pas, dans la majorité des cas, d'un gonflement
considérable des glandes sous-maxillaires, qui ne pren-

(1) West, loc. cit. p. 968.

nent pas cette dureté particulière, pas plus que les téguments n'éprouvent cette tension qu'on observe dans les cas moins favorables. » — On le voit, c'est encore ici, dans le plus ou le moins de tension des téguments, provoquée par le plus ou moins d'inflammation du tissu cellulaire sous-jacent, que l'on doit chercher les éléments de pronostic.

Que la scarlatine ait été bénigne dans ses débuts ou que dès l'abord elle se soit montrée sous un aspect franchement malin, lorsque le bubon intercurent doit conserver jusqu'à la fin ses caractères pernicieux, on n'observe, en général à aucun moment, d'amendement dans les symptômes généraux, bien au contraire, ils ne font qu'empirer jusqu'au terme fatal. Dans ces conditions, le pronostic le plus défavorable reste suspendue comme une épée de Damoclès sur la tête du petit malade.

Existe-t-il quelques signes particuliers capables de faire prévoir si le bubon suppurera, deviendra gangréneux ou amènera une hémorrhagie mortelle ?

En dehors de la marche générale indiquée, soit ci-dessus, soit au chapitre des symptômes, le cortège symptomatique du bubon ne fait que s'accentuer dans ses traits généraux au fur et à mesure de ses progrès ; et la suppuration ou la gangrène surviennent au milieu de l'aggravation en bloc de tous les signes morbides. Cependant dans quelques cas, la suppuration a paru s'accompagner, soit de fièvre continue avec redoublement le soir, soit, comme dans notre observation 15 de véritables accès pseudo-intermittents avec frissons, chaleurs et sueurs survenant aussi le soir. Dans d'autres cas, la suppuration comme la gangrène ont été précédées ou accompagnées d'une prostration considérable.

de délire quelquefois, de petitesse de pouls, de traits tirés, etc., etc.

Les hémorragies mortelles par érosion des vaisseaux avoisinant l'abcès surviennent presque toujours inopinément sans qu'on ait pu les prévoir, mais elles peuvent être précédées de symptômes prémonitoires : « Pouls a ible fréquent, irrégulier, decubitus dorsal, figure pâle, sueur froide, facies hippocratique, déjections involontaires... »

Quant aux signes locaux de suppuration ou de gangrène, nous n'avons pas à y insister. Nous verrons, à propos du traitement, ce que l'on peut en attendre pour modifier ou non favorablement le pronostic.

En somme, que le bubon, c'est-à-dire l'inflammation du tissu cellulaire, reste à l'état d'infiltration séro-sanguinolente ou séro-puriforme, ou qu'il évolue franchement vers la suppuration ou la gangrène, son pronostic est rarement favorable.

Nous ne saurions, du reste, clore plus dignement ce chapitre qu'en cédant la parole à l'éminent clinicien de Dublin :

Il est bien évident, d'après tout ce qui précède, écrit le professeur Graves (1), que nous devons être très réservés dans le pronostic de cette inflammation; souvent, en effet, très légère au début, elle entraîne un peu plus tard la mort du malade, tandis qu'elle se termine favorablement dans d'autres cas où elle avait présenté d'abord une formidable gravité.

(Dans les lignes qui suivent, Graves a d'abord en vue les cas où, l'éruption manquant ou ayant été très fu-

(1) Graves, loc. cit. page 435.

gace, le praticien peut être induit en erreur sur la nature
de l'inflammation cervicale.)

« Plus d'un praticien, à ma connaissance, s'est mépris
sur la nature de cette affection, et n'y voyant rien autre
chose qu'une inflammation scrofuleuse ordinaire, a
porté un pronostic léger, alors que le résultat ultime
devait lui montrer toute l'étendue de son erreur. Cependant si nous accordons aux phénomènes généraux une
attention suffisante, nous pouvons reconnaître cette
phlegmasie spéciale, même dans le cas où nous ne
serions pas clairement édifiés sur l'existence d'une scarlatine antérieure. Peut être est-ce parce qu'ils ont mé-
connu cette affection, *l'une des suites les plus redoutables de la fièvre scarlatine*, que les médecins ont
donné, dans leurs rapports, des chiffres de mortalité si
contradictoires. Bien souvent ils ne sont consultés que
lorsque toute trace d'éruption a disparu, et dans nombre de cas elle a été si légère qu'elle a échappé aux
parents et même au médecin. On conçoit aisément que
cette inflammation secondaire puisse être prise pour une
inflammation primitive *sui generis*, et que l'influence
de la scarlatine soit entièrement méconnue.

« Une fois que les téguments ont commencé à s'eschar-
rifier, les chances de guérison sont notablement amoin-
dries, et si l'enfant n'a pas encore une année, je crois
qu'on doit le considérer comme perdu. Pour qu'on
puisse observer la période de gangrène, il faut que le
petit malade résiste pendant quelque temps. Si l'enfant
est soumis à un traitement peu judicieux, ou s'il est
abandonné sans soins, la mort survient si rapidement
par le fait de la fièvre scarlatine, que la lésion locale ne
va pas au delà de la tuméfaction diffuse. Dans les cas
les plus funestes il n'y a aucune tendance à la suppura-

tion, et si l'on incise les tissus malades, on voit qu'ils présentent à la coupe le même aspect qu'une pomme pourrie.

« Lorsque la résolution se fait, ou qu'un abcès se forme, nous ne devons pas nous hâter de porter un pronostic favorable ; nous avons encore à compter avec la faiblesse du malade, qui à elle peut entraîner sa mort. »

CHAPITRE V

TRAITEMENT.

1° *Adénites et adéno-phlegmons diphtéritiques.*

Le traitement de l'adénite diphtéritique ne demande pas de grands développements.

Tant que les signes de suppuration sont absents, il faut chercher à provoquer la résolution des engorgements cervicaux, car il n'y a aucune indication d'ouvrir trop prématurément. Quand l'engorgement est modéré, sans malignité, on peut l'abandonner à lui-même, mais s'il a une tendance envahissante on emploiera les résolutifs : onguent napolitain, pommade à l'iodure de potassium. Plus souvent on a recours à des embrocations huileuses, soit avec l'huile de camomille, soit, si la douleur est vive, avec un liniment ou un onguent contenant une petite quantité d'extrait de belladone. On entoure le cou d'une épaisse couche de ouate.

Les cautérisations de la gorge avec divers topiques actifs : nitrate d'argent, acide chlorhydrique, etc., ont paru, à certains médecins (1) favoriser à la fois la guérison de l'angine et la résolution du bubon. Cependant nous ne pensons pas que cette médication basée sur la théorie localisatrice de la diphtérie, doive être d'un avantage appréciable, étant donné qu'actuellement le traitement topique de l'angine, est peu en honneur, et qu'on s'adresse à des agents moins puissants (eau de chaux, acide tartrique, etc.)

On a encore préconisé l'emploi des saignées locales et générales (2), mais elles sont encore moins indiquées ici que dans la scarlatine, où elles n'ont pas toujours donné de résultats bien favorables. — Il en est de même des vésicatoires, vantés par Bretonneau et Velpeau.

En somme, le traitement le plus simple est peut-être le meilleur, parce que, ou la diphtérie est toxique et rapide et l'on n'a pas le temps d'agir sur le bubon ; ou elle est bénigne, et le bubon se résout le plus souvent de lui-même. Du reste il ne faut pas oublier que dans la diphtérie comme dans la scarlatine, le bubon et l'organisme tout entier sont sous l'influence d'une infection générale qui ôte beaucoup de leur valeur à des moyens locaux, qui agissent plus efficacement sur les engorgements placés en dehors de toute spécifité morbide.

Quand il y a tendance à la suppuration, il faut ouvrir dès que les signes de fluctuation sont évidents ; mais

(1) Lespiau, Guinier, West, Trousseau, Guérétin,
(2) Lespiau,

nous ne voyons aucune indication précise d'ouvrir prématurément, à moins de cas exceptionnels dont l'évolution pernicieuse se rapprocherait de certains bubons
scarlatineux. Nous renvoyons au traitement de ces derniers, pour ce qui regarde la thérapeuthique détaillée de
la suppuration.

2° *Adénites et adéno-phlegmons scarlatineux.*

Dans les formes simples où l'engorgement cervical
n'a pas de tendance à prendre un développement exagéré, ni à suppurer ou seulement s'œdématier, le traitement résolutif est, comme dans la diphtérie, le seul
indiqué : cataplasmes et émollients, coton, etc..., en
même temps que l'on peut agir sur le pharynx, par des
gargarismes émollients ou légèrement astringents.

Quand l'engorgement devient un danger par lui-
même, on a cherché à le juguler par des dérivatifs généraux ou locaux : sangsues aux oreilles ou sur l'apophyse mastoïde, ou sur le bubon lui-même, saignée
générale, vésicatoires à la nuque ou sur le bubon, purgatifs, etc.

Voici du reste les opinions de quelques auteurs le plus
autorisés en la matière (1).

Lemercier est assez partisan des saignées : « Dans le
gonflement primitif des parotides, les sangsues posées
derrière, au-dessus ou au-dessous des oreilles, ont encore beaucoup d'avantage pour empêcher les abcès de
ces glandes, qui sont si redoutables et si difficiles à ci-

(1) Lemercier, loc. cit.

catriser, comme l'ont observé Ledren et le baron Desgenettes. Quand ce gonflement a lieu, il précède et accompagne presque toujours l'éruption ; souvent il diminue avec elle, mais il ne cesse totalement que lorsqu'elle est terminée, comme Rosen, Cotton, Zulatti et Ramel l'ont vu. Quoiqu'il se soit montré chez des personnes âgées, il m'a paru se rapprocher davantage des oreillons que des parotides critiques ou symptomatiques si bien décrites par notre savant et habile praticien Double ; aussi n'ai-je pas craint d'employer les saignées locales et les topiques émollients pour favoriser la résolution, la délitescence n'étant nullement à redouter dans cet état, parce que l'irritation est trop forte et trop largement fixée aux parties supérieures. Quand le gonflement des parotides ne survient qu'après l'exanthème disparu, c'est alors qu'il prend le caractère symptomatique ou critique qu'il est utile de respecter ; et sans agir dans l'intention de procurer la suppuration, comme le conseillent Valerius, Mercatus, Thomas Grassias, Marc-Aurèle Séverin, Lancisi et Morton, il faut s'abstenir des saignées locales, user de topiques légèrement irritants pour éviter les métastases, plus communes dans ce stade qu'au commencement de la maladie ; mais en même temps ne pas croire que quand la suppuration arrive, elle soit toujours aussi fâcheuse que le dit Bang et que le pense notre vénérable Pinel. »

La généralité des auteurs cependant exprime une opinion défavorable à l'égard des antiphlogistiques.

« Ces saignées, écrit Lanthiez, ne m'ont paru produire un bon effet que lorsqu'elles étaient appliquées sur un lieu voisin du siège de l'inflammation, et dès les premiers jours de son apparition. En général, je crois que l'on doit être très réservé sur l'usage de ces sai-

gnées, même locales, et surtout lorsque les malades
sont naturellement faibles ou qu'ils ont été affectés par
une maladie précédente. »

« Il est difficile, dit West, de soulager les gonflements
ganglionnaires bien que les applications de teinture
d'iode faites deux ou trois fois par jour, paraissent quelquefois en retarder les progrès. Considérables, ils ne
paraissent pas améliorés par les sangsues, dont l'emploi est aussi contre-indiqué par l'affaiblissement des
forces du malade. En même temps les engorgements
montrent très peu de disposition à suppurer, et par con-
séquent on ne peut les soulager par l'ouverture ; si bien
que l'application constante d'un cataplasme chaud est
tout ce que l'on peut faire de mieux pour le bien-être
du malade... »

Vose (1) donne aussi d'excellents conseils : « Quant à
ce qui regarde le traitement, l'observation de cette
épidémie ne nous a révélé aucun cas bien important ni
bien positif. Les cas qui se sont terminés par la guérison
ont été traités par les moyens les plus opposés, tels que
les antiphlogistiques, les mercuriaux et les stimulants.
Bien que les malades, dans beaucoup de cas, n'allassent
pas plus mal lorsqu'ils étaient soumis à l'emploi de moyens
énergiques, tels que les fortes applications de sangsues,
les purgatifs, cette pratique a pourtant paru nuire en affaiblissant les forces des malades sans exercer aucune
influence sur la marche ou la condition des tumeurs
cervicales. Après tout, la combinaison des aspersions
tièdes, l'application de cataplasmes chauds à la nuque
et l'emploi des mercuriaux comme laxatifs, a paru utile,
surtout en modérant l'action fébrile sous l'influence de

(1) Vose, loc. cit,

laquelle les forces vitales disparaissent promptement. L'emploi continuel du vin et des autres stimulants ne doit point être trop retardé dans la scarlatine qui affecte cette forme ; car ces moyens sont généralement bien supportés, même par les très jeunes enfants, aussitôt que la violence des phénomènes fébriles a un peu cédé. »

Graves (1) et Osbrey insistent aussi avec raison sur le traitement général tonique, et ont peu de confiance dans les saignées et autres moyens débilitants, les mercuriaux surtout ; ces derniers prédisposant, d'après eux, à la gangrène.

L'éventualité de la suppuration est traitée magistralement par le professeur de Dublin. « Le médecin, dit-il, ne doit jamais dévier de cette ligne de conduite, quoique bien souvent les parents, effrayés des progrès du mal, lui demandent d'agir plus activement, surtout par les applications topiques. Lorsqu'un abcès se forme, le gonflement diffus, jusqu'alors, est plus saillant en un point ; puis la tumeur se ramollit, devient fluctuante, ne conserve plus l'impression du doigt, et elle présente le plus ordinairement une coloration d'un rouge clair. Il convient, dans ce cas, de pratiquer une incision pour donner issue au pus. A partir de ce moment, les phénomènes généraux s'apaisent ; le coma, les convulsions et les autres accidents que j'ai décrits, disparaissent seuls ; les tremblements des membres persistent seuls et l'enfant sort graduellement de l'état de prostration dans lequel il était plongé.

« ..... Dans quelques cas où le gonflement s'étendait au-dessous de l'aponévrose du cou, j'ai fait des incisions sur la tumeur ; mais quelque avantageuse que soit cette

(1) Graves, loc cit, p. 433.

pratique chez les adultes et chez les enfants déjà grands,
je ne la crois pas bonne pour les enfants tout jeunes, et
voici quelles sont mes raisons. Si les incisions sont
faites au début, elles ont grande chance d'empêcher ces
deux terminaisons également favorables, la résolution
et la suppuration; plus tard, sauf en cas d'abcès et
de suppuration diffuse, elles n'ont aucune utilité,
puisqu'elles paraissent impuissantes à arrêter la gangrène des téguments. D'ailleurs, les parents qui ont
généralement une grande répugnance pour ce moyen
sont très disposés à mettre sur le compte des incisions
tous les accidents ultérieurs; cette considération doit,
ce me semble, nous faire renoncer à une pratique qui n'a
d'ailleurs aucun avantage. Mais si un abcès est formé,
s'il y a une suppuration diffuse du tissu cellulaire, nous
ne devons pas hésiter à faire de larges ouvertures. Chez
les petits enfants, cette suppuration diffuse est presque
aussi redoutable que la gangrène; ils ne peuvent
fournir à cette longue et abondante sécrétion, et succom-
bent minés par la fièvre hectique. »

Il est un point encore qui doit fixer notre attention.
Nous avons vu combien souvent le bubon a peu de
tendance à suppurer et qu'alors la lésion se borne à une
infiltration œdémateuse. Dans ces cas, l'empâtement de
la région peut donner lieu à une fluctuation trompeuse,
si bien que le bistouri plongé profondément, ne donne
pas issue à du pus. Aussi faut-il, comme Graves le
conseille, être très sobre dans l'usage des incisions et
n'ouvrir que lorsque la fluctuation est évidente.

Quand la suppuration s'est franchement établie,
plusieurs procédés sont employés pour ouvrir les adéno-
phlegmons du cou : les ponctions capillaires, le séton, le
drainage, l'incision. Entre ces procédés, lequel choisir?

Les ponctions capillaires, faites avec l'appareil de Dieulafoy, ont l'avantage de ne laisser aucune trace après la guérison, mais le traitement est long et souvent peu en rapport avec l'abondance ou la diffusion du pus. Le séton présente les mêmes inconvénients et il demande de grands soins. Si on le laisse en place trop longtemps, la peau au niveau des points qui donnent passage au fil s'ulcère, cet ulcère grandit et il reste de grandes cicatrices rougeâtres aussi difformes que si on avait incisé.

Le drainage est une méthode préférable : il évacue le pus complètement, il évite des cicatrices disgracieuses, et si la suppuration s'éternise, il permet de modifier l'intérieur de l'abcès. Le drainage est bon surtout quand la collection purulente est superficielle ; mais il est difficile à employer quand il s'agit de pénétrer profondément. On doit agir avec prudence quand il faut enfoncer au loin un trocart dans le voisinage de gros vaisseaux et d'organes aussi importants que la trachée et le pharynx.

Le bistouri est préféré par le plus grand nombre des médecins ; c'est la méthode que nous avons vu employer à Sainte-Eugénie. Pour faire l'incision, les précautions à prendre sont les mêmes que pour les abcès ordinaires du cou ; nous ne devons pas les rappeler.

Tout n'est pas terminé après l'ouverture. Souvent on reconnaît que l'abcès est en bouton de chemise, qu'il se compose de deux cavités, l'une superficielle sous-cutanée, l'autre profonde sous-aponévrotique, et que ces deux collections purulentes ne sont réunies que par un trajet étroit. Alors, tandis que la poche superficielle se vide facilement, le pus s'accumule dans la deuxième et peut exposer le malade à tous les accidents de la septicémie. Il faut débrider le trajet fistuleux et y introduire une mèche qu'on enlève et qu'on replace plusieurs fois par jour.

Le D' Sanné (1) trouve insuffisante cette façon d'agir; la présence de la mèche gênerait la sortie du pus. Il conseille de dilater le trajet au moyen d'un morceau de laminaria digitata creusé en tube. Il vaut mieux encore, d'après lui, prendre une sonde en caoutchouc qu'on coupe de façon que les deux extrémités soient arrondies. On laisse au morceau une longueur telle qu'il pénètre jusqu'au fond de la poche et qu'il dépasse l'orifice cutané de quelques millimètres. On passe dans le bout, qui doit faire saillie à l'extérieur, un fil solide qui s'attache à deux morceaux de ruban tout comme pour une canule à trachéotomie. Les deux cordons sont liés autour du cou. Le tout est recouvert d'un cataplasme. Ce pansement n'est pas douloureux, mais il tient difficilement en place. La mèche ou le drain sont pour nous le meilleur moyen de dilater les trajets fistuleux de l'abcès en bouton de chemise; l'inconvénient signalé par le D' Sanné, disparaît quand on renouvelle le pansement plusieurs fois par jour.

Quant à l'engorgement chronique qui persiste après la disparition de l'affection générale, on en a raison grâce à un traitement général et local convenable.

Si la gangrène frappe le bubon, les injections détersives et désinfectantes (chlorure de soude, acide phénique, etc.), les débridements, etc., usités en pareils cas, ne doivent pas être négligés, en insistant plus que jamais sur les stimulants et les toniques.

En face d'une hémorragie par ulcération vasculaire, le médecin se trouve le plus souvent désarmé. La com-

____

(1) Sanné, Traité de la diphtérie, p. 640. Paris 1877.

pression, qui est le seul moyen à sa portée, ne tarde pas à devenir impuissante. Dans un cas d'hémorragie par la carotide externe, J. Moeller a pratiqué, il est vrai, avec succès, la ligature de la carotide primitive; on pourrait peut-être, dans des circonstances analogues, et quand tout est désespéré, recourir à cette suprême ressource, tout en se rappelant que J. Moeller lui-même a vu cette ligature échouer dans un autre cas.

CONCLUSIONS

1° Adénites et adéno-phlegmons diphtéritiques.

I. — Les lésions anatomo-pathologiques des adénites et des adéno-phlegmons cervicaux dans l'angine diphtérique ne présentent rien d'absolument spécifique; elles ressortissent au processus inflammatoire commun. La présence de microbes dans l'intimité du tissu ganglionnaire n'acquerra, à ce point de vue, toute sa valeur que le jour où l'on en aura démontré irréfutablement la spécificité. — Tous les degrés de l'inflammation peuvent se rencontrer soit dans les ganglions, soit dans le tissu cellulaire, séparément ou simultanément, sans atteindre aux désordres effroyables de quelques cas de scarlatine pernicieuse. — Les lésions des ganglions superficiels appartiennent plutôt à la diphtérie bénigne ou moyenne; celles des ganglions profonds et surtout du tissu cellulaire sont plutôt le fait de la forme toxique; il n'en faut pas moins tenir compte des exceptions. — Dans les formes hypertoxiques, la marche est quelquefois si rapide que l'inflammation s'arrête à la période d'infiltration séreuse ou séro-sanguinolente; quand le pus a le temps de se former, il est plus souvent infiltré que réuni en foyer. Cette dernière circonstance se montre de préférence dans les formes moins graves.

II. — La richesse en lymphatiques de la cavité bucco pharyngienne et leurs nombreuses communications avec les ganglions cervicaux fournit la raison anatomique de la fréquence des engorgements ganglionnaires de la région, mais elle n'est pas suffisante pour expliquer tous les cas : la raison nosologique, la prédisposition individuelle et le génic épidémique apportent leur contingent à l'étiologie générale. — Les conditions de tempérament, d'état antérieur et actuel de l'organisme, d'âge, etc., de superposition de la diphtérie à une autre maladie et *vice versâ*, fournissent aussi quelques éléments à l'étude des causes.

III. — La violence et le développement de l'adénite diphtéritique ont certainement des rapports avec l'infection générale et les autres signes locaux, mais ce rapport n'est point absolu, il souffre bien des exceptions.— La suppuration peut se montrer à deux moments de l'affection générale : soit dans le cours de l'affection, alors que l'angine et l'exsudat sont en pleine évolution dans les formes toxiques ; soit au moment de la guérison dans les formes moins graves. Mais dans l'une et l'autre circonstance, elle semble se présenter par séries, séparées par des intervalles de temps où on ne rencontre aucun cas de suppuration, sans qu'on puisse en donner une raison précise. — Si la diphtérie gagne les fosses nasales, les gencives, les lèvres, etc., le bubon se développe plus facilement encore. Ce bubon, du reste, est plus en rapport avec l'infection diphtérique et ses manifestations locales qu'avec toute autre éruption cutanée (eczéma, impétigo) ou tout autre ulcération qui n'est pas de nature diphtérique ; celles-ci ne paraissant pas influer directement sur son plus ou moins grand développement. — L'influence des symptômes généraux et des signes locaux sur le bubon et *vice versâ*, intéressante à étudier, donne des résultats variables.

IV. — Le pronostic puise certainement des indications précieuses, soit dans l'état local, soit dans l'état général, mais, comme nous le répétait souvent notre maître, M. le docteur Cadet de Gassicourt, « pour l'établir sûrement, il ne ne faut pas se contenter d'un seul signe, mais les interroger tous, les uns après les autres, car telle lésion peut paraître grave ou bénigne au début et s'amender ou s'aggraver par la suite sans qu'on puisse toujours le prévoir. C'est donc de l'ensemble des symptômes et non de tel ou tel en particulier que l'on doit tirer un pronostic. »

V. — Le traitement, en somme, est surtout palliatif. On doit autant que possible chercher la résolution.—Les cautérisations de la gorge, les saignées, les vésicatoires, etc., peuvent répondre à certaines indications spéciales, mais ne paraissent pas avoir une influence aussi favorable que l'ont avancé certains auteurs. — On ne doit pas ouvrir prématurément, sauf des cas spéciaux laissés à l'appréciation du médecin.

2° *Adénites et adéno-phlegmons scarlatineux.*

Les conclusions précédentes sont applicables dans leur généralité à l'adénite scarlatineuse. Nous allons noter les points particuliers.

I. — L'infection scarlatineuse semble plus pernicieuse dans ses résultats anatomo-pathologiques cervicaux que l'infection diphtéritique, que la première agisse seule ou associée à celle-ci. Les cas d'infiltration purulente ou de suppuration en véritables foyers y sont d'une fréquence relative plus grande ; de plus, nous y rencontrons le processus gangréneux que nous n'avons pas vu signaler dans la diphtérie pure. Les désordres de la région cervicale sont ici à leur *summum* d'intensité, puisque tous les organes (muscles, artères, veines, etc.), peuvent en être mis à nu comme par une véritable dissection et que nous y avons signalé des ulcérations vasculaires amenant des hémorragies promptement mortelles.

II. — Mêmes remarques étiologiques que pour la diphtérie.

III. — Le bubon scarlatineux nous présente dans ses symptômes et leur marche des caractères intéressants et variés, que nous ne pouvons reproduire sous forme de conclusion absolue. — Il y a, en général, un certain rapport entre les symptômes généraux de la scarlatine, les symptômes de la pharyngite et l'engorgement cervical, mais ce rapport souffre encore bien des exceptions suivant les épidémies. — Le moment d'apparition de ce bubon peut être soit à l'invasion, **soit** pendant ou après l'éruption, soit pendant la convalescence ; le cas le plus fréquent est au déclin de l'éruption. — Le bubon peut se terminer par résolution, par suppuration diffuse ou en foyers, par gangrène ; dans ces deux derniers cas, la mort survient parfois subitement après des hémorragies par la plaie cutanée consécutivement à des ulcérations, soit de la carotide externe, soit de la veine jugulaire interne au voisinage du bubon. — On consultera avec fruit l'analyse des rapports du bubon avec l'éruption, l'angine et les symptômes généraux de la scarlatine.

IV. — Au chapitre du pronostic, nous avons cherché la solution des deux questions suivantes : 1° Etant donnés les débuts d'une scarlatine, peut-on trouver, soit dans l'éruption, soit dans l'angine, soit dans les phénomènes généraux, des indications sur l'évolution ultérieure de l'engorgement cervical ? 2° Le bubon malin étant constitué, quelle est son influence sur la marche de l'affection générale et réciproquement ? — Nous nous sommes aussi demandé si l'engorgement ne présentait pas intrinsèquement un caractère de malignité, et nous avons cru le trouver dans la prise de possession du tissu cellulaire par l'inflammation, surtout lorsqu'elle prend le caractère diffus. — Ne pas oublier, du reste, d'appliquer au bubon scarlatineux le principe général de pronostic que nous avons posé à propos du bubon diphtéritique.

V. — Le traitement du bubon scarlatineux se borne à en favoriser la résolution, tant qu'il y a lieu de l'espérer. — L'opportunité des saignées locales ou générales, des vésicatoires, des cautérisations de la

gorge, etc., est diversement appréciée par les auteurs
La majorité cependant s'inscrit contre cette opportunité.
— Quand il y a tendance à la suppuration ou à la gangrène, il faut suivre les judicieux conseils de Graves.
— La ligature de la carotide primitive dans les cas
d'hémorrhagie artérielle, tentée par J. Moeller deux
fois, avec un succès, peut être suivant les circonstances
un aléa à jeter sur les cas désespérés. — Le traitement
général par les excitants et les toniques ne doit jamais
être négligé.

OBSERVATIONS.

I. ADÉNITES DIPHTÉRITIQUES SUPPURÉES.

Observations personnelles prises dans le service de M. le docteur
Cadet de Gassicourt (Hôpital de Ste-Eugénie.)

Obs. I.—Lebel, Magloire, 9 ans et demi, entré le 14 janvier 1880,
lit nº 2.—Angine et croup depuis deux jours. Fausses membranes
abondantes sur toute la gorge, diminuant peu à peu dès le lendemain pour disparaître le 23. Engorgement ganglionnaire surtout
à gauche où il devient très volumineux avec empâtement et rénittence marquée le 22, sans fluctuation certaine le 23e jour, celui
de la mort. Paralysie du voile et du bras droit. Mort par asphyxie
progressive le 9e jour de la maladie.

Obs. II.—Dutertre, Georges, deux ans, entré le 5 janvier 1880,
lit nº 3.—Malade depuis trois jours.
Le 6, amygdales volumineuses légèrement rouges, non saignantes. Léger engorgement ganglionnaire surtout à gauche sans
empâtement. Pas de jetage. Pas de croup. Nuage d'albumine dans
l'urine.
Le 8, quelques fausses membranes apparaissent sur les amygdales qui sont énormes et profondement déchiquetées.
Le 11, pas de fausses membranes appréciables. Amygdales modérément rouges non saignantes. Engorgement ganglionnaire
considérable à droite avec léger empâtement.

Le 12, les fausses membranes réapparaissent pour disparaître le 14.

Le 16, très peu de fausses membranes sur les deux amygdales grosses, rouges et non saignantes. Engorgement ganglionnaire volumineux sous sterno-mastoïdien à droite (6 centimètres dans le sens antéro-postérieur, 4 à 5 de haut en bas.)

Le 17, plus de fausses membranes, amygdales rouges et saignantes. Le bubon un peu rénittent. Etat général assez bon. Pas de jetage. Pas de paralysie.

Le 20, amygdale rouge et saignante. Le bubon à droite fluctuant, chaud; on ouvre l'abcès superficiel, il en sort une cuillerée de pus bien lié. Pas d'albumine.

Le 21, l'abcès est plus profond qu'on ne l'aurait pensé. Son trajet oblique se porte en avant sous le sterno-mastoïdien au moins dans l'étendue de 3 à 4 centimètres. Suppuration abondante; on place un drain.

Le 23, nouvelle suppuration à l'angle de la mâchoire. Ouverture de l'abcès qui est profond au moins de 4 centimètres; pus abondant, mal lié.

Le 26, des fausses membranes assez étendues se développent sur les deux ouvertures de l'abcès, qui se creusent en même temps jusqu'au 10 février, où le pansement à l'iodoforme parvient à arrêter l'ulcération des plaies qui tendent alors vers la cicatrisation; le trajet se recolle. Mais à ce moment survient une paralysie généralisée au voile du palais, au pharynx, au cou et aux membres. L'enfant meurt asphyxié le 12 février.

A l'autopsie, du côté des ganglons, le trajet est recollé, les ganglions suppurés ont disparu ainsi que leur coque fibreuse et le tissu cellulaire paraît revenu à l'état normal.

OBS. III.—Rumpala, Honoré, 12 ans, entré le 1er janvier 1880, lit n° 1.—Angine grave, abcès suppurés consécutifs fermés, mort subitement par paralysie généralisée durant depuis un mois.

OBS. IV.—Lepelletier, Jean-Louis, 6 ans et demi, entré le 1er janvier 1880, lit n° 8.—Malade depuis 8 à 10 jours. Fausses membranes peu épaisses sur l'amygdale gauche et la luette.—Léger engorgement sous-maxillaire gauche.—Croup depuis trois jours. —Beaucoup d'albumine. Même état jusqu'au 5.

Le 5, les fausses membranes ont disparu. Croup guéri, mais paralysie persistant jusqu'à la fin.

Le 8, quelques fausses membranes légères reparaissent sur l'amygdale gauche. Bubon sous-maxillaire gauche modéré, semble entrer en voie de suppuration. La peau est chaude et rouge.

Le 10, le ganglion suppuré ouvert a donné issue à une quantité notable de pus de bonne nature. État général bon.

Le 13, petites fausses membranes autour de la plaie de l'abcès.

Le 16, paralysie stationnaire. Abcès guéri. Les jours suivants la paralysie se généralise et se complique de bronchite capillaire. Mort le 25.

L'autopsie n'a pu être faite.

Obs. V. — Piat, Chrétien, 11 ans, entré le 10 janvier 1880, lit n° 9.—Fausses membranes peu épaisses sur luette et piliers, puis sur amygdales, mais diminuant pour disparaitre le 24.

Au début pas d'engorgement ganglionnaire se montrant à peine vers le 20.

Le 29, engorgement ganglionnaire sous sterno-mastoïdien à droite, dur avec empâtement, étendu de l'angle de la mâchoire à l'apophyse mastoïde, 5 centimètres en hauteur.

Le 4 février, le bubon, sans trop diminuer sous l'action de la teinture d'iode, devient moins empâté ; les ganglions glissent sous le doigt.

Le 6, rénittence; suppuration probable.

Le 7, pas de fluctuation apparente bien que la peau soit chaude.

Le 10, la fluctuation apparait.

Le 11, on a une sensation de fluctuation profonde avec empâtement diffus et rénittence autour. On plonge le bistouri à trois centimètres et demi sous le sterno-mastoïdien ; du sang s'échappe d'abord, puis un peu de pus mêlé à beaucoup de sang,

Le 14, la suppuration continue modérée. La plaie est belle, on supprime le drain.

Le 17, la plaie est cicatrisée. Il reste un peu d'induration, mais beaucoup diminuée déjà. L'enfant sort.

Obs. VI.—Ernest Cuisinier, 4 ans et demi, venu le 8 janvier 1880 à la consultation.— Vers le milieu de novembre 1879, il fut pris d'une angine avec fausses membranes blanches dans la gorge ; deux jours avant, le cou était douloureux et les ganglions du cou s'enflèrent en même temps qu'apparaissait l'angine. Il est entré alors dans la salle du croup, lit n° 6, où il est resté quinze jours ; il en est ressorti guéri. Depuis ce temps il a conservé ses ganglions. Aujourd'hui la gorge est encore un peu rouge, les amygdales un peu tuméfiées avec deux ou trois points de dépôt caséeux ; il avale facilement. Bubon à gauche sous-maxillaire depuis sa sortie. Depuis le 5 janvier, le bubon est devenu rouge, chaud et douloureux avec quelques légers phénomènes de fièvre. M. le docteur Cadet de Gassicourt le perce en dehors avec le bistouri, il sort du pus et du sang en grande abondance.

Obs. VII.—(Communiquée par M. Leclerc, interne des Hôpitaux.) Ferot, âgé de 7 ans, entré le 11 décembre 1879, lit n° 9.— Angine guérie. Paralysie du voile. Engorgement ganglionnaire très prononcé. Les ganglions de droite sont en voie de suppuration. Le 11 janvier, on ouvre l'abcès, il s'écoule quelques gouttes de pus. Le 18 janvier, abcès chaud ganglionnaire gauche. Quantité assez notable de pus par l'incision. Le 15 février. exea guéri.

II. — Adénites diphteritiques et scarlatine.

Observations personnelles prises dans le service de M. le Docteur Cadet de Gassicourt.

Obs. VIII — Saintmaur, 4 ans, entré le 1er janvier 1880, lit n° 8. — Sorti des scarlatineux avec fausses membranes peu épaisses mais abondantes sur amygdales et voile du palais. Engorgement ganglionnaire très étendu surtout à gauche. Jetage irritant sans fausses membranes visibles. Pas de croup. Mort trois jours après son passage au pavillon du croup.

Obs. IX. — Letellier, 4 ans, entré le 3 février 1880, n° 6. — Malade depuis hier. Petites fausses membranes sur amygdale gauche. Pas d'engorgement ganglionnaire. Pas de croup. Epistaxis le 6. Eruption scarlatineuse le 9. Mort par asphyxie le 10.

Obs. X. — Pénide, 3 ans et demi, entré le 28 janvier 1880, lit n° 7. — Scarlatine depuis le 26 janvier, diphtérie le 30. Fausses membranes abondantes et épaisses sur les deux amygdales et pharynx diminuent à partir du 4 février, disparaissent le 13. — Jetage et fausses membranes persistantes. Un petit ganglion à droite le 11; fétidité de l'haleine. Pas de croup ni de paralysie. Mort par asphyxie le 24 février.

Obs. XI. — Goldreich, Rachel, 4 ans, entrée le 31 janvier 1880, lit n° 9. — Venue des scarlatineux. Fausses membranes se détachent facilement sur le voile et les amygdales volumineuses, diminuant le 3 février, disparaissant le 4. Léger engorgement ganglionnaire des deux côtés, roulant sous le doigt. Rien dans le nez. Pas de croup. Un peu d'albumine. Guérison le 4.

Nota. — Pendant notre séjour dans le service de M. le Dr Cadet de Gassicourt, plus de cent cas d'adénites diphtéritiques ont passé sous nos yeux. Nous ne donnons ici que les observations les plus intéressantes. Quant aux autres, nous avons, au cours de notre thèse, résumé les principales indications que nous avons cru devoir en tirer. Les citer toutes eut été une nomenclature fastidieuse.

III. — ADÉNO-PLEGMONS SCARLATINEUX.

Observations du service de M. le Docteur Cadet de Gassicourt.

Obs. XII. — Erypel, Eugène, 2 ans, entré le 17 octobre 1874, salle St-Joseph, lit n° 2. — Scarlatine ataxique. Eruption scarlatineuse à l'entrée. La gorge et le voile du palais sont très-rouges, les amygdales tuméfiées et rouges;

Le 22, l'exanthème commence à pâlir, l'angine persiste aussi intense. Inflammation des ganglions du cou au dessous de l'oreille droite avec engorgement du tissu cellulaire circonvoisin et érythème aux mêmes points.

Le 23, le bubon scarlatineux augmente de plus en plus; le tissu cellulaire de la parotide lui-même est empâté. Il n'y a pas de sensation nette de fluctuation. Une incision est faite le long du bord postérieur du sterno-mastoïdien, on pénètre au-dessous du muscle et il s'écoule seulement quelques gouttelettes de pus. La desquamation de la scarlatine commence. L'angine est toujours très intense sans fausses membranes.

Le 24, il ne s'est pas écoulé de pus, les ganglions à droite sont toujours volumineux, le tissu cellulaire empâté jusqu'au milieu de la joue, œdème des deux paupières, de la droite surtout. Angine toujours intense.

Le 26, toute la région sous-maxillaire est tuméfiée et pâle; fluctuation superficielle; le bistouri donne issue à du pus mal lié et séreux, le tissu cellulaire est un peu sphacélé. L'enfant asphyxie et meurt dans la journée avec urines sanguinolentes.

Autopsie. — L'infiltration purulente a envahi toute la région sous-maxillaire droite : le tissu cellulaire, une partie des ganglions; les muscles eux-mêmes décollés sont infiltrés de pus et cette infiltration va rejoindre l'amygdale droite d'une part et fuse jusqu'à la colonne vertébrale de l'autre. Les muscles de la région postérieure du cou sont sains, ainsi que les muscles et le tissu cellulaire, à 2 centimètres environ de l'angle de la mâchoire en avant. La parotide est saine. L'amygdale ne contient ni pus, ni fausses membranes.

OBS. XIII. — X... 9 ans, entré le 9 mai 187... lit n° 28. — Scarlatine le 12 avril; pas d'autres renseignements.

Sphacèle énorme du cou à gauche, disséquant jusqu'aux muscles; plaie de 5 centimètres de diamètre avec décollement tout autour; une autre petite plaie sous le menton communiquant avec une troisième sous la mâchoire droite avec de très vastes décollements de la peau. — La plaie gauche communique avec le pharynx (sortie des aliments par la plaie). Langue sèche, voix éteinte. On ne voit pas très bien le fond de la gorge. Agitation et complication pulmonaire avec apnée complète en arrière. Mort le 14.

Autopsie. — Les muscles et les nerfs de la région sont tous disséqués ; le pneumo-gastrique est à nu dans la vaste plaie du cou à gauche.

Cette plaie pénètre par un trajet fistuleux jusque dans l'arrière-gorge ; un stylet arrive jusqu'à la luette. L'abcès communique donc aveé l'amygdale.

Du côté droit il y a également une plaie moins étendue gagnant par un trajet fistuleux jusqu'à l'amygdale. Les ganglions cervicaux latéraux sont infiltrés de pus.

Sur la partie postérieure du pharynx, on trouve une ulcération de 1 centimètre de diamètre, et sur la partie latérale gauche une autre petite ulcération au fond de laquelle apparaît la corne gauche de l'os hyoïde. Cette seconde ulcération se termine en cul-de-sac derrière l'artère carotide. C'était donc par l'ulcération postérieure que le pharynx communiquait avec les parties latérales du cou.

Les amygdales baignent dans le pus qui s'étend un peu derrière le pharynx.

Pleurésie purulente à gauche.

Péritonite purulente à gauche par propagation.

Obs. XIV. — Durbot, Charles, 6 ans, entré le 1er mai 1880, salle St-Joseph, lit n° 8. — Malade depuis septembre 1879, époque à laquelle il a été soigné pour fièvre de croissance et bronchite. De ce temps là toujours plus ou moins malade. Le 9 mai, depuis deux jours probablement, congestion dans les fosses sus et sous-épineuses.

Le 10, l'enfant partait en convalescence lorsqu'il a été pris de scarlatine. Amygdales rouges sans enduit pultacé. Piqueté du du voile du palais, et éruption sur tout le corps ; les prodomes ont été ceux de la rougeole.

Le 11, rougeur vive de la gorge, amygdales framboisées.

Le 12, l'exanthème s'efface. Les amygdales rouges se creusent. Engorgement ganglionnaire surtout à gauche,

Le 13, éruption morbilleuse sur le cou, le tronc et la face moins accentuée sur les membres inférieurs, disparaissant le 15. Toux et gros râles disséminés.

Le 14, gorge nettement scarlatineuse, engorgement marqué des ganglions des deux côtés, qui reste dur avec empâtement jusqu'au 18 où il devient douloureux.

Le 21, apparaît un point véritablement fluctuant à la base du bubon vers la partie moyenne du cou à gauche. L'incision est faite sans amener franchement du pus, lequel est infiltré au milieu d'un tissu bleuâtre. Beaucoup d'albumine.

Le 24, le bubon s'est affaissé sans écoulement de pus. La plaie du bistouri devient noirâtre dans la profondeur en même temps que la langue se sèche et noircit, que la face devient terreuse et la peau brûlante. Râles sous-crépitants des deux côtés dans la moitié inférieure.

Le 26, mort dans le coma.

La température s'est maintenue tout le temps au-dessus de 40°. Le 11 et le 12, après l'apparition du bubon, elle est montée à 41° et 41° 1. Le 20 au soir, veille du jour où on a ouvert l'abcès, elle est montée à 41° 4 et s'est maintenue aux environs de 41° jusqu'à la mort.

Autopsie. — Du côté gauche, sous le sterno-mastoïdien, existe un foyer purulent confinant à la loge parotidienne. Les ganglions sous-maxillaires sont pris. La glande parotide est intacte. Les lésions s'avancent assez profondément du côté du paquet vasculo-nerveux et de l'œsophage, mais sans cependant les atteindre. L'incision a été faite à 4 centimètres en dehors et 2 centimètres en avant du foyer.

Du côté droit, où il semble que les lésions soient peu avancées, on n'en trouve pas moins tous les ganglions péricarotidiens supérieurs envahis par la suppuration; et même certains de ces ganglions suppurés empiètent sur la face postérieure du pharynx. Un ganglion suppuré sur le côté droit du larynx.

Reins avec infarctus, congestionnés.

Pleurésie gauche purulente totale.

Congestion simple des poumons.

Obs. XV. — (Communiquée par M. Leclerc, interne des Hôpitaux).—Favier, Emile, 8 ans, entré le 4 juin 1880, salle St-Joseph, lit n° 33. — Jamais malade. Depuis le 24 mai, fièvre, vomissements, diarrhée. Le 1er juin, rougeur sur le corps et fièvre intense, délire. Le 4 juin, exanthème pâle, angine intense avec tissus rouges et tuméfiés. Rien au cœur ni aux poumons. Engorgement ganglionnaire énorme des deux côtés avec empâtement.

Le 5, desquamation, gorge idem sans enduit pultacé ni fausses membranes. Jetage abondant, diphtérie nasale. Paralysie du voile.

Le 6, angine diphtérique, plaques linguales et nasales **avec** gonflement énorme sous-maxillaire à droite remontant vers la région parotidienne.

Le 12, abcès énorme développé dans la région sterno-mastoïdienne et descendant jusqu'au grand pectoral.

Le 13, suverture de l'abcès au-dessous de la clavicule; issue d'une grande quantité de pus. Trois accès de fièvre.

Le 14, le 15 et le 16. Nouveaux accès.

Le 17, frisson intense pour la première fois avec œdème du membre supérieur droit.

Le 18, frisson intense, hémorragie assez abondante par la plaie de l'abcès.

Le 19, à onze heures du matin nouvelle hémorragie abondante, l'enfant baigne dans le sang. Mort.

Autopsie. — Au cou, la peau est verdâtre et très adhérente à l'aponévrose, surtout dans la moitié supérieure au niveau du sterno-mastoïdien. L'aponévrose cervicale superficielle est verdâtre, très épaisse. Incisée, elle laisse voir, à la face profonde de la moitié supérieure du sterno-mastoïdien une cavité remplie de caillots volumineux de la grosseur d'une noix. Cette cavité à parois nettes s'étend jusqu'à l'apophyse mastoïde en haut et se prolonge également un peu plus haut que l'angle de la mâchoire. En avant, elle dépasse de 1 à 2 centimètres le bord du sterno-mastoïdien; en arrière, elle ne dépasse pas son bord postérieur; en bas, au niveau de la partie moyenne du cou, elle pénètre dans l'intérieur même de la gaine du muscle; plus bas enfin, elle perfore l'aponévrose cervicale superficielle au niveau du tendon sternal du muscle : le pus a fusé par là jusqu'au dessous de la clavicule où a été faite l'incision.

Le sterno-mastoïdien à sa face profonde et son bord antérieur présentent une altération des fibres musculaires, qui sont ramollies, friables, noirâtres et putrilagineuses. Le muscle adhère intimement à l'aponévrose par son bord antérieur. Sa face profonde adhère aux parties sous-jacentes, elle recouvre uu chapelet de ganglions ra ollis en haut, consistants à la partie supérieure du creux sus-claviculaire, hypertrophiés et non purulents se continuant sous la clavicule avec une pléiade de ganglions axillaires.

A ce niveau de la cavité anfractueuse, on trouve, masquée par le caillot, une ulcération de la paroi antérieure de la jugulaire interne de 2 centimètres de long. Les tuniques de la veine, en ce point, sont très friables. De plus, à la partie supérieure de cette ulcération existe une valvule de 1 centimètre, qui n'est autre chose qu'une portion de la paroi à demi détachée. Un caillot occupe toute la longueur de la veine au-dessous de l'ulcération; ce caillot est grisâtre à sa partie supérieure, noir ailleurs.

Dans la carotide, rien à signaler, si ce n'est un peu d'injection des tuniques.

La parotide est intacte.

Pleurésie purulente à gauche. 50 grammes de liquide hémorragique à droite, avec néo-membrane très vasculaire adhérente au diaphragme et au bord postérieur du poumon.

Dans le péritoine, 100 grammes de liquide citrin un peu rouge.

Dans le péricarde, une cuillerée de liquide citrin.

Caillot mince et long dans le tronc brachio-céphalique artériel.

Endocardite valvulaire de l'aorte.

Petits infarctus superficiels dans les deux poumons.

IV. — OBSERVATIONS DE QUELQUES AUTEURS AU POINT DE VUE DE L'ADÉNITE CERVICALE DIPHTÉRITIQUE.

Bretonneau (1). Soixante observations.

Dans quatorze observations d'angine maligne et dans deux d'angine bénigne, l'état des ganglions n'est pas noté; ce qui prouve que s'ils étaient atteints, leur engorgement était au moins peu sensible.

(1) Loc. cit.

Sur vingt-cinq cas d'angine toxique, 18 engorgements considérables, 3 modérés, 4 fois pas de ganglions pris.

Sur dix cas d'angine bénigne, 7 engorgements notables, 3 modérés.

En faisant abstraction du caractère toxique ou bénin de l'affection, sur 25 cas où l'angine était violente avec fausses membranes abondantes, 18 fois engorgements considérables, 1 fois modérés, 5 fois pas notés ; sur 1? cas où l'angine était peu intense, avec peu de fausses membranes, 5 fois engorgements notables, 5 fois modérés, 5 fois pas ou peu notés.

Nous extrayons de quelques-unes de ces observations quelques détails intéressants au point de vue qui nous occupe.

Obs. VII. — « Le 3ᵉ jour, le gonflement qui se développe derrière l'angle de la mâchoire fait naître l'appréhension du croup.» Mort au 10ᵉ jour, le 4ᵉ après l'opération.

Obs. IX. — « Dès le début, tuméfaction très prononcée des ganglions lymphatiques cervicaux qui correspondent à l'angle de la mâchoire. Le 6ᵉ jour, tuméfaction considérable des parties latérales du cou. Mort le 7° jour.

Obs. X. — Dès le debut, tuméfaction considérable des ganglions lymphatiques et du tissu cellulaire sous-cutané du cou, fétidité de l'haleine, fausses membranes abondantes sur les amygdales gonflees et sur la luette. — Le 4ᵉ jour, tissu cellulaire normal, ganglions seuls pris ; fausses membranes moins abondantes et amygdales moins grosses. — Guérison au 6ᵉ jour.

Obs. XIX. — Fausses membranes sur pharynx, voile, amygdales, fosses nasales, ganglions tuméfiés à l'autopsie ayant la couleur et la consistance du rein.

Obs. XX. — Mêmes remarques que pour la précédente.

Obs. XXI. — Au debut, leger engorgement ganglionnaire, fausses membranes peu épaisses sur les amygdales. Le 6ᵉ jour, tuméfaction ganglionnaire plus grande au côté droit. Croup. — Mort le 7ᵉ jour.

Obs. XXXVI.—Au début, engorgement considérable des parties latérales du cou ; fausses membranes opaques sur les amygdales et le pharynx. Le 5ᵉ jour, engorgement dissipé à gauche, diminué à droite. Le 6ᵒ jour, disparition complète des fausses membranes et de l'engorgement. — Guérison.

Obs. XLVIII.—Fausses membranes seulement sur les amygdales rouges et gonflées. Engorgement ganglionnaire modéré au début, dissipé le 8ᵉ jour. — Guérison le 8ᵉ jour.

Obs. LI. — Fausses membranes sur les amygdales tuméfiées, la luette et le pharynx; engorgement ganglionnaire sous-sterno-mastoïdien considérable au début, diminuant le 3ᵉ jour, et disparaissant du 8ᵉ au 10ᵉ jour en même temps que les fausses membranes diminuent. — Guérison le 15ᵉ jour.

Obs. LII — Fausses membranes abondantes sur les amygdales et la luette, tuméfiées. Croup. Engorgement ganglionnaire considérable au début derrière l'angle de la mâchoire; s'accentuant le 5ᵉ jour, diminuant un peu le 7ᵉ jour, pour réaugmenter le 8ᵉ jour, celui de la mort.

Obs. LV. — Au début, fausses membranes sur les amygdales très-gonflées; ganglions sous-sterno-mastoïdiens formant de chaque côté une tumeur rénittente de plus de quinze lignes de diamètre. — Haleine fétide. — Le 5ᵉ jour, amygdales tuméfiées avec concrétions noirâtres, diminution de l'engorgement ganglionnaire.— Le 8ᵉ jour, ganglions presque normaux; fausses membranes moins abondantes, plus transparentes sur les amygdales toujours gonflées. — Le 11ᵉ jour, les amygdales complètement détergées; plus d'engorgement ganglionnaire; mais survient un croup malin qui nécessite la trachéotomie le 14ᵉ jour.— A partir du 15ᵉ jour intumescence des paupières, de la face et de la région sus et sous-hyoïdienne jusqu'à la poitrine. — Mort le 16ᵉ jour.

Obs. XXXIII. — *Bubon suppuré.* — Jal..., 6 ans, forte complexion. Depuis deux jours déglutition difficile, tuméfaction considérable des parties latérales du cou; pouls fréquent.

3ᵉ jour. Gonflement des parties latérales du cou diminue, surtout du côté gauche. — Application d'acide hydrochlorique sur les amygdales recouvertes de concrétions lichénoïdes d'un blanc jaunâtre, de figure irrégulière.

4ᵉ jour. Concrétions sont étendues au bord de la luette.— Traitement mercuriel.

5ᵉ jour. Concrétions ne se détachent plus, ou plutôt, elles se régénèrent. Elles sont circonscrites par une phlogose œdémateuse. Frictions d'onguent mercuriel sur les parties latérales du cou.

6ᵉ jour. Concrétions diminuent d'épaisseur et d'étendue. Le ganglion lymphatique cervical du côté droit a un peu perdu de son volume, cependant il est toujours dur et sensible à la pression. C'est la seule incommodité qui subsiste pendant la convaescence.

Depuis plusieurs jours, retour de l'appétit, du coloris et de l'embonpoint, mais le ganglion tuméfié devient le siège de douleurs lancinantes. Il augmente de volume et s'abcède assez lentement.

Ouverture de l'abcès. Issue de pus de bonne qualité, santé bientôt complètement rétablie.

Obs. XLVII. — *Bubon suppuré.* — F. Boulay, dix ans, entré à l'hôpital le 30 décembre et y reste jusqu'au 30 janvier affecté d'un léger mal de gorge. Dans la nuit du 3ᵉ au 4ᵉ, fièvre, rougeur et tuméfaction des amygdales, gonflement douloureux des ganglions sous-maxillaires.

Traitement par le calomel, 20 grains mêlés à de la gomme en poudre sont pris dans l'intervalle de deux jours comme du tabac.

Dès le troisième jour tuméfaction et rougeur des amygdales sont dissipées, mais les ganglions du côté droit après avoir diminué se sont tuméfiés de nouveau et ont abcédé.

Ouverture du bubon et guérison rapide.

Six autres observations de bubons diphtéritiques suppurés (1).

OBS. I. — La nommée Sovoton (Julie), âgée de 3 ans, entre à Ste-Eugénie, dans la salle Ste-Mathilde, le 31 octobre 1876. Elle est malade depuis 4 jours seulement, mais déjà, il y a quinze jours, on a remarqué dans la région sous-maxillaire gauche une tuméfaction qui a fait de notables progrès. On ne voit aucune trace d'éruption. Jusqu'ici plusieurs vomitifs ont été administrés.

31 soir. Température 40° 2 ; respiration 24. Enorme tuméfaction des ganglions sous-maxillaires gauches qui occupe toute la partie latérale du cou et s'avance en avant jusque dans la ligne médiane. A son niveau la peau est chaude, et il y a un empâtement sans fluctuation bien nette. Les deux amygdales et la luette sont tapissées de fausses membranes épaisses. Pas de jetage. Le murmure vésiculaire est normal, la voix n'est pas rauque. Toux légère catarrhale. Pas d'éruption ni de trace de desquamation. Vomitif.

1er novembre. La respiration est sifflante. Il y a peu de pression abdominale. La toux est éraillée, presque cassée. L'expansion vésiculaire est à peu près nulle. Comme hier, le pourtour de l'isthme du gosier est complètement tapissé de fausses membranes: la tuméfaction des ganglions et l'empâtement sont les mêmes, Fluctuation dans un point très limité. — Copahu.

Le 2. Un émétho-cathartique n'a pas amené de sédation dans la température toujours à 40° 2. La respiration n'est pas plus difficile qu'hier, quoique bruyante. Le timbre de la voix est beaucoup plus clair, ce qui semble indiquer la compression du larynx par l'abcès et non une diminution de son calibre par les fausses membranes. Celles-ci sont entourées d'un cercle rouge qui marque un commencement d'élimination. Ouverture de l'abcès qui donne issue à une grande quantité de pus, d'odeur infecte. La

1. Du bubon suppuré dans l'angine diphtéritique, thèse de doctorat, par J. Gaudrez, 18.0.

respiration reste bruyante; l'expansion vésiculaire est très in-
complète. Ce n'est donc pas l'abcès qui comprimait le larynx.
Il y a du spasme de la glotte ou de la diphtérie laryngienne.

Le 3. La toux est encore rauque, mais le murmure vésiculaire
s'entend des deux côtés, et la respiration est moins bruyante.
L'ouverture faite à l'abcès laisse échapper du pus; la plaie a bon
aspect. — Température 40°.

Le 4. La température est un peu abaissée. Le pouls est peu
fréquent. La respiration est silencieuse; le murmure vésiculaire
s'entend mieux. L'isthme du gosier est un peu détergée; les fausses membranes se fragmentent et tendent à se détacher.

La plaie du cou est en bon état.

Le 5. Mort.

Nécropsie. — Pneumonie occupant tout le lobe inférieur gauche. — Fausses membranes s'étendant dans les plus fines ramifications des bronches, bien qu'il n'y eût pas de symptômes de
croup. Rien au cœur ni aux reins. Ganglions sous-maxillaires
gauches suppurent en grand nombre.

Obs. II. — Blanche Daumal, âgée de 3 ans, est la sœur d'un
petit malade couché au n° 1 de la salle des garçons diphtéritiques. Elle entre à Ste-Eugénie le 7 juillet.

Elle est malade depuis trois jours.

Les amygdales sont rouges et gonflées. Sur le voile du palais
on distingue des fausses membranes grisâtres, épaisses. Le larynx n'est pas atteint. Il n'y a pas de jetage. Les ganglions sous-
maxillaires sont légèrement engorgés des deux côtés. L'enfant
porte des marques de rachitisme.

10 juillet. L'état est le même. Amygdales toujours gonflées,
fausses membranes sur le voile du palais. L'engorgement des
ganglions est resté stationnaire.

Le 13. On constate une grande augmentation de volume dans
les ganglions sous-maxillaires droits.

Le 15. Les fausses membranes ont diminué de plus en plus et
ont presque disparu. L'engorgement des ganglions augmente à
gauche, tandis que, à droite, l'empâtement a disparu.

Le 24. Paralysie du voile du palais. Les ganglions du côté droit
ne sont plus engorgés. A gauche, la peau est rouge, tendue, douloureuse. On sent nettement la fluctuation. On pratique l'ouver-

ture de l'abcès qui donne issue à une quantité assez considérable de pus.

L'état général est satisfaisant.

La paralysie s'accentue de plus en plus, et l'enfant meurt le 26 juillet.

Obs. III. — (Herbelin, interne de Sainte-Eugénie). — Deber (Clotilde), âgée de 6 ans, entre à l'hôpital le 13 juillet 1879.
(Deux frères morts du croup.)

Elle est malade depuis le 10. Début par angine. Le lendemain 17, le croup existait; la malade rendait une grande quantité de fausses membranes. Elle entre le 13 à 10 heures du soir, menacée d'asphyxie. Trachéotomie à minuit. Nuit sans sommeil mais calme.

14 juillet. Beaucoup de fausses membranes, l'aspect de la plaie est satisfaisant. Engorgement ganglionnaire assez considérable à gauche.

Le 17. Assez bon état général. Etat anfractueux de la plaie.

Le 23. Autour de la plaie, ulcérations serpigineuses produites par le pus. L'engorgement des ganglions s'est accru et est devenu purulent.

Paralysie générale des quatre membres. Abattement considérable.

Le 26. Mort.

Obs. IV. — La nommée Verdier (Valentine), âgée de 5 ans et demi, entre à l'hôpital Sainte-Eugénie, le 15 juillet 1879, à une heure de l'après midi. Depuis huit jours elle est malade d'une bronchite, mais ce n'est que la veille de son entrée à l'hôpital qu'elle s'est plaint du mal de gorge.

A son arrivée, on constate l'existence de fausses membranes siégeant sur le voile du palais. La respiration est difficile; tirage. On administre un vomitif. Léger engorgement ganglionnaire.

Jusqu'au 18 juillet, les fausses membranes augmentent en nombre et en épaisseur et les ganglions deviennent de plus en plus volumineux.

A partir du 22, la quantité des fausses membranes et l'engorgement diminuent.

Le voile du palais est paralysé.

Le 31. L'état général est satisfaisant, la malade se lève.

Le 2 août. On constate que les ganglions du côté gauche ont augmenté de volume. Ils sont douloureux à la pression. La peau qui les couvre est rouge et tendue, mais on ne distingue pas encore de fluctuation.

Le 3. La fluctuation est très nette. On ouvre le foyer purulent.

La guérison est rapide et complète le 11 août.

Obs. V.-Marie Tieffer, âgée de 6 ans et demi, était depuis le 20 mai dans le service de M. le docteur Triboulet, en .traitement pour une tumeur blanche du genou, quand le 16 juillet, elle fut prise d'un assez violent mal de gorge.

Le 17. L'angine fut reconnue diphtéritique et on fit passer l'enfant dans les salles réservées à cette affection.

Le 18. On trouve dans l'arrière-gorge des fausses membranes assez abondantes. Les ganglions sont engorgés et douloureux. Jusqu'au 24 la quantité des fausses membranes augmente en même temps que l'engorgement ganglionnaire.

Le 26. On constate qu'il y a moins de fausses membranes et ce pendant les ganglions, et surtout deux du côté gauche, sont de plus en plus volumineux.

Le 28. Les fausses membranes disparaissent. Du côté gauche du cou la peau est rouge, luisante, tendue ; la pression, très douloureuse, fait sentir nettement la fluctuation dans une partie du cou assez limitée. L'ouverture qu'on fait à l'abcès en laisse sortir une quantité de pus.

Le 29. Paralysie du voile du palais.

Le 30. Bien qu'il n'y ait plus d'angine, mouvement fébrile qu'i faut attribuer à la tuméfaction des ganglions du côté droit qu augmentent encore de volume.

Le 31. On observe au côté droit du cou les mêmes phénomènes que le 28 au côté gauche. L'abcès et plus volumineux et après l'incision il en il en sort une quantité de pus.

L'état général devient de plus en plus satisfaisant et le 10 août la guérison est complète.

Obs. VIII.—(Communiquée par M. Brault.)—Guérard (Auguste-Stanislas), est un enfant de 6 ans, d'une bonne constitution. Il est malade depuis cinq jours quand on l'amène à Sainte-Eugénie le 19 juilllet. Quatre jours auparavant une de ses sœurs est morte d'angine couenneuse.

Fausses membranes dans les deux narines, avec écoulement sanguinolent. Fausses membranes épaisses dans l'arrière gorge. Engorgement ganglionnaire considérable et douloureux. OEdéme des parties latérales du cou, surtout du côté gauche. — Chlorate de potasse. Collutoire avec acide salicylique. Eau de seltz.

Le 20 juillet. Fausses membranes plus considérables dans les fosses nasales et dans l'arrière-gorge. Jetage. Purpura sur tout le corps. Gonflement énorme, et surtout à gauche, des ganglions du cou. Empâtement très grand à la région.

On trouve un point fluctuant. Respiration très difficile.— Mort.

Nécropsie.—Fausses membranes épaisses recouvrant les fosses nasales, le voile du palais, le tissu cellulaire sus-glottique est œdematié. Rien dans les poumons ni dans le cœur ni dans les reins. Les ganglions du côté gauche et le tissu cellulaire voisin sont tuméfiés, infiltrés d'une sanie purulente mais il n'existe pas de collection.

Observations d'adénites diphtéritiques (1).

Obs. I. — Adulte. — Angine intense, fausses membranes abondantes, dès le début, les angles de la mâchoire présentent une tuméfaction considérable. Croup. — Mort le 9ᵉ jour.

Obs. II. — Adulte. — Tuméfaction énorme des amygdales au début sans fausses membranes, incision des amygdales. Le lendemain petit lambeau blanc sur l'amygdale droite.—Mort le 10ᵉ jour du croup.

Obs. III. — Enfant de troupe, 14 ans. — Constitution moyenne. Depuis deux jours, mal de gorge modéré. — Aujourd'hui, tuméfaction de la grosseur d'un œuf de pigeon de chaque côté des angles de la mâchoire; amygdales hypertrophiées; fausse membrane jaunâtre, adhérente, tapissant les amygdales, le voile du

(1) Lespiau, relation d'une épidémie sur le 75ᵉ régiment de ligne. Mémoires de médec. et de chir. milit., 1856.

palais et la luette. — Mort le 8ᵉ jour avec complication de croup.
fausses membranes jusqu'aux petites ramifications bronchiques.

Obs. VI. — Angine intense avec fausses membranes abondantes
dans la gorge et sur le vésicatoire. Dès le début, tuméfaction
très forte des angles de la mâchoire, se prolongeant sur la partie
antérieure du cou. Croup le 3ᵉ jour. Mort le 5ᵉ. A l'autopsie, cou
tuméfié, plus de fausses membranes dans le pharynx; débris
pseudo-membraneux dans le pharynx seulement.

Obs. VII. — Adulte usé par fatigues et accès de fièvre inter-
mittente. — Au début, fausses membranes sur l'amygdale droite
et le côté droit de la luette et tuméfaction de l'angle droit de la
mâchoire. — Deux jours après, fausses membranes sur toute la
gorge, puis croup et mort le 8ᵉ jour.

Obs. IX. — Adulte. — Mal de gorge depuis deux jours. — Le
14 octobre, mal de gorge, torticolis, déglutition facile, tuméfaction à l'angle droit de la mâchoire, fausse membrane blanche,
adhérente, sur les amygdales et piliers. — Le 17, tuméfaction
d'angle de la mâchoire diminue. — Le 18, plus de tuméfaction,
seulement encore un peu de douleur aux deux angles de la
mâchoire; les fausses membranes se reproduisent. — Le 19,
détritus noirâtre à la place des fausses membranes; la douleur
des angles de la mâchoire a disparu. — Le 21, diminution de la
tuméfaction des amygdales. — Le 23, guérison entière.

Obs. X. — Le 14 octobre, mal de gorge. — Le 15, tuméfactio
de l'angle gauche de la mâchoire, légèrement douloureuse. Déglu
tition facile. Une fausse membrane, épaisse, adhérente, sur les
amygdales et le voile du palais. — Le 17, toujours fausses mem
branes, disparition de la tuméfaction aux angles de la mâchoire.
— Le 19, plus de fausses membranes. — Guérison le 7ᵉ jour.

Obs. XII. — Tuméfaction et fausse membrane à droite. —
Guérison en trois jours.

En résumé, sur douze observations, cinq cas d'angine
toxique avec engorgement considérable, un cas avec pas
de ganglions; une angine bénigne avec engorgement
notable, cinq avec peu ou pas de ganglions.

En faisant abstraction du caractère toxique ou bénin de l'affection, le volume de l'engorgement ganglionnaire s'est trouvé en rapport direct avec la plus ou moins grande abondance de fausses membranes.

Observations (1) *d'angine diphtéritique et gangréneuse toxique avec altération des ganglions cervicaux et du muscle sterno-mastoïdien.*

OBS. I. — Enfant blonde, chairs molles, teint pâle, constitution lymphatique sans attributs de la diathèse scrofuleuse. — Le 13 juillet 1872, fièvre, mal de gorge et douleur de la déglution.—Le 16, voix conservée, pas de toux, oppression; sur les amygdales, le voile du palais et la luette, larges plaques pseudo-membraneuses, jaunes, grisâtres et noirâtres en plusieurs points. Jetage sero-purulent sanieux par les narines. L'engorgement ganglionnaire cervical très volumineux la veille a fait de notables progrès et atteint la grosseur d'une orange. — Le 17, dyspnée extrême, tâches ecchimotiques bleuâtres sur les membres. — L'enfant succombe à deux heures et demi du soir dans l'algidité.

Autopsie. — « Les fosses nasales et l'isthme du gosier sont remplis des détritus noirâtres et gangréneux. On trouve sur l'épiglotte des fausses membranes qui s'étendent jusque sur les cordes vocales, mais s'arrêtent au niveau de la trachée... Le muscle sterno-mastoïdien, qui renferme les ganglions engorgés des régions sous-maxillaires et cervicales, est noirâtre, ramolli et infiltré de sang. Les ganglions engorgés offrent à la coupe une coloration rouge, grisâtre, et une consistance lardacée très remarquable. »

OBS .II. (2) — Angine couenneuse toxique, croup et diphtérie cutanée chez un nouveau-né. L'état des ganglions n'est pas noté.

____

(1) Bulletin de la Société anatomique, année 1872, p, 373. Extrait d'une observation présentée par M. le Dr Labadie-Lagrave.
(2) Année 1877, page 348.

Obs. III (1). — Cette malade, morte au bout de cinq jours avec croup opéré et une grande quantité de fausses membranes épais. ses, tapissant toute l'arrière-gorge et se prolongeant dans l'œso-phage, n'a pas présenté de gonflement cervical, pas de ganglions engorgés, ni sous le rebord maxillaire, ni le long du cou.

V. — Observations des auteurs au point de vue des adéno-phlegmons cervicaux dans la scarlatine.

Lanthiez (2).

Cet auteur relate une épidémie de scarlatine surve-nue dans un pays humide, au milieu des grandes va-riations de la température tour à tour chaude et humide, puis froide.

Obs. I. II et IV. — Enfant de 7 ans, adulte de 25 ans, fille de 6 ans, angine modérée, scarlatine régulière avec guérison; l'état des ganglions n'est pas noté.

Obs. IIIe. — Enfant de 8 ans, constitution forte, toujours bonne . santé. Angine violente simple le premier jour. Le 4e jour, cou un peu rouge et douloureux; éruption scarlatineuse. — Le 5e jour, angine persistante, glandes parotides tuméfiées et douloureuses ainsi que toutes les parties externes du cou. — Diminution gra-duelle, les jours suivants, de l'engorgement cervical, presque dissipé le 12e jour. — Guérison sans complications à partir du 13e jour.

Obs. V. — *Adéno-phlegmon suppuré à droite, guérison.*— Fille de 4 ans, constitution bonne.— Le premier jour, angine intense.

(1) Année 1878, page 460, observation présentée par M. Talamon, interne.

(2) Dissertation sur une scarlatine angineuse, qui a régné épidémi-quement à Barolle, à Bussy et à Marquivie, dans le courant de l'an-née 1819.

— Le 3ᵉ jour, éruption générale ; parotides et parties voisines
du cou douloureuses, dures et tuméfiées. — Le 9ᵉ jour, amélioration des symptômes généraux; côte gauche du cou moins dur
et moins douloureux. — Le 12ᵉ et le 13ᵉ jour, tumeur un peu
ramollie à droite. — Le 14 et 15ᵉ jour, « le tact, dit l'auteur me
fit découvrir une fluctuation manifeste au centre de la tumeur,
et trois ou quatre jours après, la collection du pus était bien formée: le sommet de la tumeur était amincie et avait change de
couleur; alors je jugeai à propos de faire l'ouverture de cette
tumeur avec la lancette, je laissai suppurer la plaie pendant
quelque temps. Aucun accident ne vint troubler la convalescence
de cette enfant qui ne fut complètement rétablie que le trente-
cinquième jour... Cette malade m'a fourni le seul exemple que je
puisse citer d'une tumeur au cou qui se soit terminée si heureu-
sement par suppuration pendant l'épidémie que j'ai observée;
car le plus souvent quand l'inflammation n'était pas très intense,
ces tumeurs se terminaient par résolution. Le 12ᵉ ou 13ᵉ jour,
quand l'inflammation était intense, la gangrène venait terminer
les souffrances et les jours du malade. »

Obs. VI. — Le frère de la précédente, 3 ans; [toujours bonne
santé, mort avec gangrène pharyngée en deux jours; parties
externes du cou très rouges, tuméfiées et douloureuses.

Obs. VII. — Les mêmes symptômes qu'à l'Obs. VI.

Observation (1) *d'un vaste abcès phlegmoneux de la région latérale
et antérieure du cou, ne s'étant pas ouvert pendant la vie.*

Le premier jour, lassitude, céphalalgie. — Le 2ᵉ jour, éruption
scarlatineuse, langue rouge, arrière-gorge douloureuse. — Le 3ᵉ
jour, muqueuses nasales, auriculaires et oculaires vivement enflammées, surdité, stupeur, disparition d'exanthème. — ... Le
11ᵉ jour, « un peu de tuméfaction se manifeste le long de la partie antérieure et latérale gauche du larynx; on y fait peu d'attention. — Le 13ᵉ et 14ᵉ jour, le catarrhe nasal et auriculaire s'a-

(1) Recherches sur les altérations que présentent les viscères dans
la scarlatine et la variole, par Dance, observation VIᵉ, in Arch. gén.
de médecine, t. XXXII 30. pages 321 et 481.

paise graduellement, la surdité se dissipe, le malade revient à lu
et reprend toute sa connaissance, le pouls rentre dans l'état na-
turel, mais peu à peu la tuméfaction du cou fait des progrès; au
17 et 18ᵉ jour, elle s'étend sur toute la partie antérieure et supérieure de cette région, de manière à simuler un goître volumineux. Une rougeur érysipélateuse se répand sur cet engorgement et à son voisinage. Enfin, les deux derniers jours la tuméfaction devient si considérable, que la respiration s'en trouve
gênée et que la parole devient extrêmement rauque. Une prompte
asphyxie fait périr le malade malgré deux fortes applications de
sangsues.

Autopsie. — A gauche du larynx, vaste abcès s'étendant entre
les muscles qu'il avait en quelque sorte disséqués jusqu'à la
colonne vertébrale, et circonscrivant même la paroi postérieure
du pharynx; à droite, infiltration d'une lymphe plastique dans le
tissu cellulaire sous-cutané et intermusculaire, de manière à ne
former des parties molles de la région cervicale antérieure qu'une
sorte de tissu homogène partout pénétré de suppuration. Les
mêmes désordres s'étendaient jusqu'à l'entrée des voies aériennes; l'épiglotte, les ligaments aryténo-épiglottiques jusques aux
cordes vocales, étaient boursouflés, doublés et même triplés de
volume, par suite de l'infiltration de la lymphe plastique dans le
tissu cellulaire sous-muqueux, ainsi qu'il arrive dans l'angine
œdémateuse... »

Observation (1) *de phlegmon gangréneux de la région parotidienne
droite ; abcès du côté gauche ; hémorragie de la carotide
droite qui fut liée ; guérison au bout de six semaines.*

Nous rapportons, en l'abrégeant, la seconde des
observations de J. Moeller, qui présente plusieurs par-
ticularités intéressantes.

Obs. II. — Petite fille de six ans et demi. Le cinquième jour,
éruption d'un rouge intense ; fièvre violente ; angine assez forte ;

(1) J. Moeller, *loc. cit.*

8

les deux parotides déjà un peu tuméfiées ; strangurie très pénible ; tension de la région hypogastrique ; constipation. (Huile de ricin, liniment camphré.)

Les deux jours suivants, agitation et délire ; couleur violette de l'exanthème ; augmentation de volume et de dureté des parotides ; déglutition plus difficile. (Musc ; carb. d'ammoniaque ; vésicatoires aux parotides.)

Septième et huitième jour. Tête plus libre ; diphtérite ; commencement de desquamation. (Infusion de valériane avec chlore ; lavements ; solution de nitrate d'argent pour l'exsudation du pharynx.)

Neuvième jour. Douleur dans la région du rein gauche ; œdème des pieds ; urines rares. (Sangsues, infusions de valériane et de digitale avec acide nitrique.)

Dixième et onzième jour. Disparition de la douleur du rein ; urine plus copieuse, claire, pas d'albumine. L'œdème persiste ; la face est légèrement bouffie. On remarque une tache bleuâtre à la parotide droite. (Cataplasmes.)

Douzième et treizième jour. Augmentation de la fièvre ; gangrène complète d'une partie des téguments de la parotide. (Chlore dans décoction de salep.)

Quatorzième au dix-septième jour. L'escharre gangréneuse s'est détachée ; fièvre moins forte. (On panse avec l'onguent de thérébentine.)

Dix-huitième jour. Hémorragie subite par la plaie. Après avoir enlevé les linges, un jet artériel annonce la nature de la lésion. Comme il n'était pas possible de chercher dans la substance de la glande le vaisseau lésé, on fit la ligature d'une portion de la glande, et l'on arrêta ainsi l'hémorragie. Mais la crainte de voir bientôt participer à la gangrène le morceau ainsi lié décida le docteur Moeller à procéder immédiatement à la ligature de la carotide primitive. Celle-ci fut pratiquée à la partie inférieure du cou. (Pansement simple, repos, fomentations de glace.)

Dès le deuxième jour, suppuration de mauvaise nature de la nouvelle plaie ; ramolissement de la parotide gauche ; rien du côté du cerveau ; fièvre modérée ; un peu d'appétit. (Bouillon, vin et quinquina.)

Pendant plusieurs jours la suppuration continue d'une manière inquiétante. Une portion des muscles du cou était à découvert ; la ligature était tombée le neuvième jour ; la tumeur du côté gauche s'était ouverte en deux endroits, et donnait issue à un pus mince et rougeâtre ; une otorrhée s'était établie ; enfin, l'hydropisie était devenue générale. Malgré tous ces symptômes fâcheux, les forces de la malade se soutinrent, la fièvre cessa, le sommeil et l'appétit revinrent ; peu à peu la suppuration prit un meilleur caractère ; les plaies se couvrirent de bourgeons, et l'hydropisie se dissipa insensiblement. Bref, au bout de six semaines de maladie, l'enfant pouvait se lever, et un mois plus tard elle était entièrement guérie.

Observation (1) de phlegmon suppuré du cou, entouré d'un réseau de phlébite, avec suintement sanguinolent par l'ouverture de l'abcès ; taches pétéchiales, purpura ; épistaxis rebelle ; hémorragie intestinale ; convalescence franche au vingtième jour.

Une petite fille de dix ans, d'un tempérament lymphatique, fut atteinte, en mai 1848, d'une fièvre scarlatine. Cette maladie ne présenta, dans ses deux premières périodes, rien d'anormal. La fièvre était seulement un peu plus violente et l'engorgement des amygdales un peu plus prononcé que de coutume. Le traitement ne consista que dans l'usage de boissons émollientes, de révulsifs sur les membres inférieurs, et dans une application de six sangsues de chaque côté du cou, à la région supérieure.

La période de desquamation arrivée, l'enfant n'accusa pas le sentiment de bien-être qui marque en général la convalescence des fièvres éruptives. Bouche sèche, fièvre continue, raideur du cou, déglutition difficile et douloureuse. Contraction du muscle sterno-cleïdo-mastoïdien droit, raideur des muscles profonds du même côté, un peu d'engorgement des tissus avec rougeur et chaleur à la peau. L'amygdale droite était peu développée. (Cataplasmes émollients, frictions avec l'onguent mercuriel double, purgatif salé.)

L'engorgement continue à marcher, et bientôt il envahit toute

(1) Hœfnagels, *in Gazette médicale*; p. 68, 1849.

la région latérale droite du cou et gène considérablement le passage des aliments et des boissons. Il existait évidemment un vaste foyer de suppuration. (Dix sangsues au centre de la tumeur. Continuation des frictions mercurielles et des cataplasmes.)

Le lendemain, fluctuation de l'étendue d'une pièce de cinq francs. Fièvre persistante avec redoublement le soir. L'ouverture de l'abcès fut refusée ce jour-là, et ne put être faite que le lendemain. Pratiquée par simple ponction, dans le but de prévenir l'entrée de l'air dans le foyer, elle donna passage à un tiers de litre d'un pus consistant et ayant une odeur affreuse.

Le jour suivant, le pus devint de plus en plus séreux, quoique restant toujours très abondant. La malade accusa une céphalalgie intense dans les régions fronto-temporales, et il survint un frisson violent et prolongé, qui fut suivi de chaleur et d'une température excessive. Pendant la nuit, selle liquide, rougeâtre et contenant de petites masses molles ayant l'aspect de caillots sanguins. Quand M. Hœfnagels arriva, il trouva la peau qui recouvrait l'abcès moins sensible que les jours précédents et d'un rouge violacé ; la plaie donnait passage non à du pus, mais à une sérosité sanguinolente, et par intervalles à du sang pur, mais très fluide. A une ligne et demie de l'ouverture existait un cordon rouge, dur, douloureux, roulant sous le doigt, allant s'aboucher avec un autre qui offrait les mêmes caractères et se dirigeait vers le tronc brachio-céphalique. En outre, autour de l'abcès, existaient quelques taches semblables aux pétéchies et aux taches typhoïques. Les lèvres étaient fuligineuses, la langue noirâtre et sèche, les conjonctives ecchymosées.

Le traitement consista : 1° à attaquer la phlébite par une application de dix sangsues sur le trajet de la veine enflammée ; 2° à combattre la diathèse hémorrhagique par l'emploi du quinquina et de l'acide sulfurique. On eut soin seulement de réunir au moyen de la suture entortillée les petites plaies faites par les sangsues, dès que celles-ci eurent lâché prise, afin de prévenir une hémorrhagie trop prolongée par cette voie. (Un gros de laudanum de Sydenham et une once et demie d'amidon furent administrés en lavements.)

Le soir, la phlébite avait diminué ; le cordon veineux étant

moins développé, moins dur et moins douloureux. Les selles
sanguinolantes continuaient. Les macules avaient augmenté en
nombre et couvraient par centaines la surface du corps. Fièvre
moins forte. prostration considérable. (Continuation des prépa-
rations quiniques ; deux grains d'extrait de rathania en lave-
ment ; régime composé d'œufs et de vin de Bordeaux.)

« Le lendemain, guérison presque entière de la phlébite.
Augmentation du nombre des taches pétéchiales; continuation de
la fièvre à un degré modéré; face bouffie et congestionnée; suintement séro-sanguinolent par les gencives. La diarrhée est
arrêtée. « J'aurais bien voulu, dit l'auteur, combattre cet état
congestionnaire par de nouvelles déplétions sanguines; mais je
fus arrêté par la maladie de Wherloff. »

En conséquence, il se borna aux révulsifs, à l'application de
compresses froides sur le front et à l'usage d'une potion
tonique.

« Vers midi, épistaxis très abondant qui nécessita le tampon-
nement avec des bourdonnets trempés dans la poudre d'alun.
Le soir, une piqûre d'épingle, faite en fixant un sinapisme, amena
une hémorrhagie qui ne put être arrêtée qu'au moyen de la suture
entortillée.

« A partir de ce jour, l'amélioration se prononça et fit des
progrès rapides. La langue s'humecta, l'écoulement des gencives,
les crachats sanguinolents cessèrent, les macules disparurent; en
même temps le pus de l'abcès reprit des caractères louables. Vers
le vingtième jour la convalescence était franche et complète.

Observation (1) *de perforation de la veine jugulaire interne au
fond d'un abcès du cou à droite, avec hémorragie mortelle.*

« Un enfant de cinq ans fut atteint, après une scarlatine, d'un
abcès au côté droit du cou ; cet abcès avait eu son point de départ
dans une inflammation des ganglions lymphatiques placés au-
dessous de l'angle de la mâchoire. Il s'ouvrit spontanément au
bout de cinq jours, et laissa échapper, avec le pus, du sang

(1) Observation relatée par William Bloscam, in Arch. gén. de
méd. t. IV. 1844, page 96.

veineux, d'abord en petite quantité et ensuite en grande abondance. — M. Bloscam ne vit l'enfant que le troisième jour; il était
pâle, affaibli et perdait encore beaucoup de sang. — L'hémorragie fut arrêtée par la compression, elle ne tarda pas à repa-
raître à cause de l'agitation continuelle du malade, et la mort eut
lieu le cinquième jour après l'ouverture de l'abcès. — On constata
sur la veine jugulaire interne, en rapport avec le foyer purulent,
une ulcération oblongue, d'environ cinq lignes dans son plus
grand diamètre.

Résumé (1) *des observations de scarlatine maligne avec bubons
cervicaux phlegmoneux et gangréneux; ulcérations des vaisseaux
et hémorragies mortelles. Un cas avec carie des vertèbres.*

« Le Dr Kennedy décrit la scarlatine épidémique qui sévit à
Dublin, de 1834 à 1842, et qui fut remarquable par sa grande
mortalité. Les lésions anatomiques observées dans quelques cas
méritent d'être notées. Chez la plupart des malades il y avait de
larges pétéchies noirâtres, surtout dans les régions claviculaires
et sternales; l'incision montrait d'ailleurs qu'elles étaient tout à
fait superficielles. — Dans la forme bénigne, les amygdales, peu
gonflées, offraient quelques ulcérations, à leur partie supérieure
principalement. Dans la forme maligne les engorgements du col
furent fréquents. Ils s'étendaient parfois jusqu'aux clavicules, et
dans un cas, jusqu'aux muscles pectoraux, qui étaient durs
comme du bois. Ces engorgements étaient souvent le siège d'une
suppuration diffuse ou en foyer; chez un assez grand nombre de
malades, la gangrène s'empara des parties, et plusieurs succom-
bèrent à des hémorrhagies consécutives à la destruction des
vaisseaux. Quelquefois les articulations sterno-claviculaires se
remplirent de pus, avec érosion des cartilages. Dans d'autres cas,
il n'y avait qu'épanchement de lymphe dans le tissu cellulaire
du col sans formation d'abcès. — A l'intérieur de la gorge, le
docteur Kennedy observa surtout la diphtérite avec ulcérations

(1) Kennedy, in. Arch, gén. de méd. t. IV. 1844, p. 89. Extrait du
London méd. chir. review.

profondes à la région supérieure des tonsilles, ainsi que l'œdème de la glotte.

« Les suites de la maladie furent quelquefois remarquables : on vit, dans la convalescence, le col rester incliné, et les efforts pour redresser la tête étaient excessivement douloureux : tantôt il y avait alors inflammation de la région postérieure du col, avec carie des vertèbres ; tantôt les muscles seuls étaient compromis et infiltrés de lymphe, ou bien leur rétraction était purement spasmodique..... »

Observation (1) de perforation de la veine jugulaire interne au fond d'un abcès du cou à gauche, avec hémorragie mortelle.

« Chez la petite malade de douze ans dont il est question dans cette note, l'éruption scarlatineuse avait presque totalement disparu sans accident. Mais il existait, depuis l'apparition de l'exanthème, une tuméfaction à la gorge avec sentiment de contriction autour du cou. On mit huit sangsues sur ce gonflement, on y appliqua ensuite des cataplasmes stimulants. La tumeur se développa principalement du côté gauche. Le 22 mars, l'auteur croyant y sentir quelque fluctuation, voulut en faire la ponction avec une lancette, mais la malade s'y refusa. Elle avait toujours de la fièvre et son pouls était très faible. Le 23, l'abcès fut ouvert et donna issue à une grande quantité de pus et de sérum. La desquamation commençait. Le 24, la fièvre était moins forte, on donna des toniques, l'eau panée vineuse, de la décoction de quinquina. L'abcès suppurait toujours beaucoup, et il en fut ainsi jusqu'au 30. Ce jour là, vers neuf heures du matin, on vint appeler le médecin en toute hâte en lui annonçant que la malade perdait beaucoup de sang par l'ouverture de l'abcès. A son arrivée, la petite fille était en syncope ; un peu de vin la remit. La perte de sang devait avoir été considérable, à en juger par les traces répandues sur le lit. Les assistants avaient placé un peu d'étoupe et un petit bandage sur la plaie. Le médecin laisse le tout à demeure, sans rien changer, de crainte de renouveler l'hémorragie. Un caillot d'un volume assez considérable s'était formé dessous. Il quitte

(1) J. de Ball, in Journ. des Conn. méd. chir., octobre 1845.

a maison en promettant de revenir l'après-midi, mais vers les trois heures on vient lui annoncer qu'une hémorragie s'était de nouveau déclarée et que la malade venait d'expirer.

M. de Ball obtint de faire l'autopsie de l'abcès. Après avoir enlevé les linges du cou, il vit une tumeur de la grandeur d'un poing d'homme. Après l'avoir incisée et bien épongée, il trouva que la suppuration avait détruit une partie de la veine jugulaire interne dans une étendue d'un travers de doigt.

L'auteur fait observer pour sa justification que le pus n'avait jamais séjourné longtemps dans la tumeur.

Observation (1) de perforation de la veine jugulaire interne au fond d'un abcès du cou, à droite, avec hémorragie mortelle.

« Un enfant de neuf ans fut pris de frisson le 5 août dernier; le lendemain la scarlatine fit son apparition sur tout le corps. Il entra le 7 à l'hôpital d'Hardwicke. La gorge et les amygdales étaient enflammées et d'un rouge vif, avec quelques points d'ulcération sur chaque amygdale, sur la luette et à la partie postérieure du pharynx. L'ulcération de l'amygdale gauche était superficielle; les autres étaient tapissées par une couenne grisâtre, au-dessous de laquelle la surface ulcérée était d'une couleur cendrée; la déglutition était difficile; le pouls était petit et fréquent. Le 10, l'éruption scarlatineuse disparut. L'enfant ne se plaignait pas, mais il avait de l'agitation et grognait continuellement. La pupille était dilatée, le pouls à 130. — Le 12, les deux régions parotidiennes devinrent le siège d'un gonflement qui s'étendait jusqu'au cou; la peau était enflammée à leur niveau. Le 15, les deux tumeurs parotidiennes avaient changé d'aspect : celle du côté gauche avait presque entièrement disparu; du côté droit, au contraire, elle était molle, pâle et fluctuante. Elle fut ouverte et il en sortit une matière de mauvaise qualité. Le petit malade commençait à s'affaiblir. Le 18, toux courte et fréquente, expectoration rare, respiration courte, face pâle, anxiété extrême, pouls misérable. — Le 20, tout d'un coup, il s'écoula, par les

(1) **W.** Smith, in Arch. gén. de méd., t. 12, 4ᵉ série, 1846, p. 86.

ouvertures de la région parotidienne droite, un flot de sang peu coloré (environ quatre onces). — Le 22, on découvrit sur la jambe droite, une tumeur fluctuante, sans changement de couleur à la peau ; le pied était œdémateux. — Le 23. le genou correspondant était gonflé et fluctuant. — Le 24, il survint une nouvelle hémorragie, et la mort eut lieu peu après.

Autopsie. — Les téguments qui tapissent le côté droit et supérieur du cou étaient d'une couleur violacée et percés d'ouvertures nombreuses. Le tissu cellulaire et le muscle sterno-mastoïdien, dans son tiers supérieur, étaient ramollis et infiltrés de pus sanieux et fétide. Le ramollissement s'était étendu jusqu'à la veine jugulaire interne, et près de l'angle de la mâchoire ce vaisseau était percé d'une petite ouverture circulaire. La membrane interne de la veine était considérablement injectée et tapissée de lymphe plastique dans le voisinage de l'ouverture. L'amygdale droite était presque entièrement détruite, la gauche augmentée de volume ; l'épiglotte épaissie et ulcérée à son bord libre ; la membrane interne du larynx enflammée ; broncho-pneumonie générale ; infiltration purulente dans les muscles de la jambe ; il y avait du pus dans l'articulation du cou-de-pied droit et du genou de l'autre côté ; les cartilages étaient ramollis, mais non ulcérés.

Observation (1) *d'adéno-phlegmon suppuré du cou avec hémorragie artérielle mortelle.*

Le jeune M,.., âgé de 3 ans, robuste et bien constitué, était atteint de la scarlatine depuis six jours. L'éruption très prononcée recouvrait tout le corps ; çà et là existaient des vésicules peu étendues. Fièvre intense, pouls fort et plein. Les parents du petit malade avaient entretenu l'enfant dans une température élevée et dans le but de favoriser la sortie de l'éruption lui avaient administré des boissons stimulantes. Il y avait eu de l'angine dès le début ; la déglutition et la phomation étaient difficiles ; les ganglions cervicaux étaient tuméfiés et douloureux. (Sangsues au cou, fomentations émollientes, vésicatoire). Le reste du trai-

1. J C. Mill, in Arch. gén. de méd. t. X, 1841. p. 493.

tement se compose de diaphorétiques administrés de manière à produire le vomissement ; purgatifs, bains tièdes, diète absolue, Le soulagement fut complet et l'enfant put se lever au bout de quelques jours ; mais bientôt la fièvre reparut, et l'état de la gorge empira ; le gonflement des ganglions sous-maxillaires était si considérable qu'il empêcha le médecin d'examiner l'état du pharynx. (Sangsues et cataplasmes.) Un abcès se forma au niveau de la glande sous-maxillaire, on l'ouvrit et cette incision donna issue à 4 onces environ de pus de bonne nature. (Gelées animales et vin pour aliments.) Amélioration dans l'état du malade ; il peut se tenir assis sur son lit une partie de la journée. L'abcès continuait à former du pus, mais la fièvre avait diminué, le sommeil était revenu et tout allait assez bien, lorsque le 6e jour, le pouls devint faible, fréquent, irrégulier. Décubitus dorsal, figure pâle, couverte d'une sueur froide, facies hyppocratique, déjections involontaires. Mort imminente. Le soir hémorragie abondante de sang artériel par la bouche et par l'ouverture de l'abcès. A l'arrivée du médecin l'enfant était mort. Une grande quantité de sang épanché dans les tissus formait une tumeur qui s'étendait entre l'oreille et la clavicule.

Observation (1) *de plegmon diffus du cou, et de suppuration des articulations sterno-claviculaires et femoro-tibiales — Mort au 10e jour.*

Enfant de 4 ans, mort en 10 jours, avec taches rouges et forte injection vasculaire du tissu cellulaire du dos de la main, du côté interne de la cuisse et du gras du mollet sans dépôt purulent. Un ganglion très volumineux existait sur le côté gauche du cou sans fluctuation. A l'autopsie on trouve une grande quantité de pus infiltré dans le tissu cellulaire du cou et entre les ganglions· Les articulations sterno-claviculaires et femoro-tibiales étaient aussi pleines de pus.

1 Corrigan, *Gaz. méd.* 1873. p. 840.

Quatre observations (1) *destinées à montrer la gradation des lésions
dans les adéno-phlegmons du cou.*

« Obs. I. — Une fille âgée de quatre ans, le troisième jour de
sa scarlatine, présente au-dessous de l'angle de la mâchoire, du
côté gauche, une tumeur qui, s'étendant en bas et en haut, occu-
pait tout le côté gauche du cou, et avait une consistance ferme
et étendue ; à droite, le cou offrait une très légère tension ; il y
avait en même temps de violentes douleurs dans la région de la
tumeur, et un sentiment de suffocation imminente. La petite malade mourut, accablée par les souffrances, le neuvième jour de sa
maladie.

Autopsie. — En relevant les téguments qui recouvraient les
parties latérales et antérieures du cou, on observe une différence
remarquable dans l'état des parties des deux côtés du col ; à droite
il n'y avait rien d'anormal ; à gauche, les tissus cellulaires et adi-
peux sont chargés de serum sanguinolent. Leur consistance pourtant n'avait subi aucune altération, et ils n'offraient aucun indice
d'épanchement purulent ou fibrineux. Les glandes salivaires et
lymphatiques n'offraient ni induration, ni augmentation de volume,
et, dans leur intérieur, ou n'y distinguait aucune trace d'altération. L'amygdale gauche avait disparu, et le point qu'elle occu-
pait était à l'état de ramollissement gangréneux. L'amygdale
droite existait encore, mais offrait, ainsi que les parties voisines,
l'état que nous venons de décrire. La gangrène et l'ulcération ne
s'étaient étendues à aucune des parties voisines ; le larynx et la
trachée n'offraient aucune altération.

Il y avait rapport évident entre les symptômes pendant la vie
et les lésions après la mort. A droite pas de traces d'inflammation.
A gauche infiltration seulement séro-sanguinolente.

Obs. II. — Un enfant, âgé de quatre ans, offrait quelques signes
d'indisposition, le 4 octobre. Le lendemain la peau était couverte
d'une éruption scarlatineuse, et la gorge était douloureuse.

« Le 6, des sangsues furent appliquées sur le col et l'éruption

(1) Vose, loc. cit,

était devenue générale. On s'aperçut alors que les deux tonsilles offraient un ulcère à leur surface, de couleur cendrée, et qu'il y avait au-dessous de l'angle de la mâchoire inférieure, du côté gauche, une tumeur dure. On applique le nitrate d'argent sur les amygdales et des sangsues suivies de deux cataplasmes sur la tumeur externe. On ordonne en outre des lotions tièdes, et à l'intérieur, le calomel et la rhubarbe à dose laxative.

« Le huitième jour, on eut de nouveau recours aux caustiques et au calomel, à la dose de un grain toutes les deux heures.

« Le 9, le gonflement a augmenté en étendue et en dureté, et il y a une dysphagie très gênante.

« Le 10, le gonflement s'est étendu à une grande partie du côté gauche du col; l'éruption disparaît, mais la chaleur de la peau et la fréquence du pouls continuent. On persiste dans l'emploi du calomel et on fait pratiquer dans la gorge, des injec.tions avec une solution de chlorure.

Le 12, la tumeur du col est moins dure et a cessé de s'étendre sans que l'enfant soit mieux; au contraire, il a beaucoup maigri, la face est pâle et les traits sont tirés; le pouls est petit et rapide; la bouche et les dents sont fuligineuses. Agitation continuelle, mais sans délire; on éloigne les doses de calomel et on donne des aliments légers.

Le 13, une tache noire, de l'étendue d'un franc occupe le centre de la tumeur cervicale, qui est beaucoup plus petite et plus molle, et sur ce point on croirait, au toucher, que les téguments sont détachés des tissus sous-jacents. Les ulcères des amygdales ont pris une grande profondeur. Il y a de temps en temps un peu de diarrhée. On prescrit la mixture de chaux avec une petite quan-tité de vin rouge; la diarrhée est suspendue, mais les forces de l'enfant vont toujours en déclinant et il meurt le 16.

Autopsie. — La peau qui recouvre la tumeur présente une escharre considérable. Du côté droit du cou, les tissus sont à l'état normal; mais à gauche, les tissus graisseux et cellulaires sont imbibés de sérosités et d'un fluide puriforme grisâtre. Le muscle sterno-mastoïdien offre la couleur d'une tranche de saumon pâle; ses fibres se déchirent facilement et sont infiltrées comme les tissus précédemment indiqués. Les veines jugulaires externe et interne n'offrent de ce côté aucune altération appré-ciable; les deux amygdales sont détruites; la muqueuse qui recouvre les piliers du voile du palais est à l'état gangréneux. La luette, le voile, le larynx et la trachée sont à l'état normal; les glandes salivaires et les glandes lymphatiques n'offrent pas la moindre trace d'altération. »

L'enfant est mort au treizième jour de sa maladie, le dizième de l'apparition de la tumeur. Dans les deux cas précédents, aucune altération des glandes salivaires et des ganglions lymphatiques; état de désorganisation plus avancée, remarquable dans les muscles.

Obs. III. — Une jeune fille, âgée de quatre ans, est prise des symptômes ordinaires de la fièvre scarlatine, qui est accompagnée, dès le début, d'un gonflement considérable du cou, ce dernier ayant commencé des deux côtés dans les ganglions lymphatiques qui sont un peu au-dessus de l'os hyoïde; elle meurt le 12e jour de la maladie.

Autopsie. — Les parties sous-jacentes aux téguments du cou sont baignées par un fluide puriforme. Le ganglion situé au-dessus de la corne de l'os hyoïde du côté gauche est ramolli et réduit en putrilage rempli d'une infiltration purulente. Le ganglion correspondant, du côté opposé, paraît être à l'état normal, mais un autre ganglion, qui appartient à une chaine plus profonde, est rempli d'un pus vert foncé. Un ou deux autres ganglions du cou offrent la même altération. Les glandes salivaires sont à l'état normal. Les deux amygdales ont disparu; les cavités dans lesquelles elles sont ordinairement, sont agrandies et leur surface est ulcéreuse. La luette est rouge et œdémateuse; la partie postérieure de ce petit organe, celle du voile du palais et tout le pharynx sont colorés par une secrétion visqueuse et d'une couleur foncée. Le larynx et la trachée n'offrent aucune altération, de même que les veines jugulaires internes.

La fièvre débute en même temps que la lésion locale. Mort au 12e jour seulement. — Lésion plus compliquée à cause de l'altération des ganglions, respectés dans les cas précédents.

Obs. IV. — Un jeune garçon, âgé de trois à quatre ans, est pris de fièvre scarlatine le 1er janvier. Bientôt on voit paraître, des deux côtés du cou, et de niveau avec la branche horizontale du maxillaire inférieur, une tumeur dure bien définie, très douloureuse à la pression et sur laquelle la peau glissait facilement,

La tumeur droite plus grosse que l'autre. Il y a beaucoup de fièvre, d'agitation et une forte excitation cérébrale. Le traitement détermine d'abord une amélioration dans les symptômes généraux, et imprime un mouvement de diminution à la tumeur du côté gauche ; mais celle du côté droit augmente, offre un caractère diffus et s'étend de l'angle de la mâchoire à la ligne moyenne d'un côté où elle se termine abruptement, et de l'autre à deux pouces de la clavicule. Les parties malades prennent une cer taine dureté, deviennent sensibles au toucher, et se couvrent d'une assez vive rougeur.

Le 6 janvier, la tumeur présente à son centre une tache d'un gris jaunâtre, qui acquiert en peu de temps une large étendue et se détache en une large escharre, formée par la peau et le tissu cellulaire, frappés de mort, et mettent à découvert les muscles et les vaisseaux sanguins de la partie supérieure du col, avec autant de netteté qu'eût pu le faire un habile anatomiste. Pendant les jours suivants, le malade se soutient encore ; la plaie commence à se couvrir de granulations ; l'appétit de l'enfant et ses forces augmentent notablement ; mais peu à peu, lorsqu'il faisait quelque effort, soit pour crier, soit à l'occasion du pansement, il s'opère à la surface de la plaie une hémorragie capillaire qui devient de plus en plus abondante et qui épuise le malade. Il meurt en effet exangue le 5e jour après le début des accidents hémorragiques.

Deux observations (1) *de guérison d'adéno-phlegmons du cou, l'un par résolution, l'autre après suppuration.*

Obs. V. — X..., âgé de six ans, est pris, le 24 novembre, d'une fièvre scarlatine ; le 27, l'éruption a disparu, et le 28 il y a beau coup de fièvre ; la gorge reste rouge avec tuméfaction ; la langue, qui était chargée sur les bords et rouge au centre, est sèche ; le cou offre une tuméfaction considérable, qui occupe tout l'espace compris entre le menton et l'os hyoïde en avant, s'étendant en arrière jusqu'à l'apophyse mastoïde. On sent distinctement, au

(2) Vose, loc. cit.

dessous de l'angle de la mâchoire inférieure et des deux côtés, une glande très dure, qui est de la grosseur d'une noisette et très sensible à la pression. Entre la symphyse du maxillaire inférieur et l'os hyoïde, les ligaments offrent une tension résistante ; les traits sont hagards. On prescrit les aspersions froides, un cataplasme sur le col, et une dose faible de calomel et de rhubarbe.

Le 29, la médecine a opéré ; la nuit a été calme ; l'état de la langue, de la gorge et du cou n'offre aucun changement depuis hier ; le pouls est fréquent et la peau chaude. On continue l'emploi des mêmes moyens.

Le 30. Le malade a beaucoup évacué ; la tumeur du cou est un peu ramollie, et surtout la partie qui occupe la région sous-mentonnière. On continue le cataplasme.

Le 4 décembre, la guérison a fait de grands progrès ; tous les troubles généraux ont disparu ; la tuméfaction du cou diminue rapidement ainsi que les engorgements sous-maxillaires.

Le 13 décembre, toutes les traces de tuméfaction ont disparu.

Obs. VI. — X..., âgé de trois ans, est affecté de scarlatine. Lorsque l'éruption commence à décliner, il se manifeste au côté du coi, près de l'angle de la mâchoire, une tumeur qui augmente de volume et détermine des symp.ômes fébriles. Le 3 septembre, la tumeur paraît disposée à suppurer, mais on ne peut distinguer avec certitude la fluctuation. Il n'y a pas d'ulcération dans la gorge et la déglutition est facile. On applique des sangsues, puis des cataplasmes sur la tumeur et on administre le calomélas et la rhubarbe. Comme le lendemain il n'y a au_un changement dans l'état de l'enfant ; on donne un grain de calomélas, d'abord toutes les trois heures, et ensuite toutes les heures ; ce que l'on continue pendant deux jours ; mais alors les symptômes étant devenus évidents, on pratique une incision qui donne issue à une once de pus de bonne nature. On continue les cataplasmes et le calomel. La tuméfaction disparaît rapidement ; mais comme l'enfant pâlit et maigrit, on cesse l'usage du calomel et on donne une alimentation nourrissante : une petite quantité de vin et de porter avec le tartrate de fer. A partir de cette époque, la santé du petit malade s'améliore graduellement, et on est obligé d'ouvrir de nouveau la tumeur, d'où il sort un peu de pus aqueux. Le 22 octobre, l'enfant est entièrement rétabli.

Observation (1) *V du Dᴿ Graves. — Bubon suppuré du cou à
gauche, compliqué de gangrène; hémorragies nasales et
linguales passives; mort au 20ᵉ jour.*

Le révérend M. C....., bonne constitution, sobre. Scarlatine
normale, avec ulcérations des amygdales. Au troisième jour de
l'éruption, le septième de la maladie, « la fièvre avait presque
entièrement disparu ; le sommeil était calme, la langue était
humide et nette. A ce moment, une petite tumeur, qui, dès le
commencement, s'était développée du côté gauche de la mâchoire, se mit à grossir. Le jour suivant, elle avait déjà fait
beaucoup de progrès; elle était très rouge et douloureuse.
Aussitôt la fièvre se rallume, la langue se sèche, le sommeil
devient impossible ; au seizième jour, la tumeur fut ouverte par
M. Cusack. Il en sortit une grande quantité de pus de bonne
nature, et le malade se sentit très soulagé. Deux jours plus tard,
M. Cusack fit une incision plus profonde, et donna encore issue
à une assez forte proportion de pus louable, mais cette fois-ci
cette évacuation n'amena aucun changement. Le lendemain, les
symptômes généraux étaient beaucoup plus graves; l'épistaxis
avait recommencé; la lange était sèche, noire et saignante. Il n'y
avait pas de délire; au reste, M. C..... n'avait jamais divagué
pendant le cours de sa maladie..... » Puis épistaxis et hémorragie linguale que n'arrête aucun moyen; tumeur du cou deve-
nant gangréneuse. Mort au 20ᵉ jour.

Observation (2) *du professeur Porter, citée par Graves.— Bubons
suppurés du cou des deux côtés ; surdité ; hémorragies su-
bites et répétées par l'oreille droite ; mort.*

Le jeune X., âgé de 11 ans, Constitution très délicate. — Scarlatine bénigne, normale ; peu d'angine ; trois ou quatre tumeurs

(1) Graves, loc. cit.
(2) Graves, loc. cit.

ressemblant à des glandes strumeuses sur le point de suppurer; de plus, matière puriforme, s'écoulant par les deux oreilles. Au bout de dix jours mieux apparent. A gauche, deux glandes ouvertes avec pus louable ; appétit; sommeil. Puis, ouverture de glande droite, pus louable. A ce moment, le pus de l'oreille droite devient séreux et fétide: surdité absolue, lésion osseuse des deux côtés. Au bout de la neuvième semaine, santé générale meilleure, l'enfant se levait, lorsqu'au milieu de la nuit hémorrhagie subite, par l'oreille droite, rutilante et abondante. Tuméfaction excessive gauche. Hémorragies successives répétées, à intervalles irréguliers, sang coulant avec une grande violence.

Une semaine avant la mort, sang pénétrant dans le pharynx par la trompe d'Eustache. Enfant pâle, exangue, épuisé; décoloration des muqueuses internes. Au bout de la 13e semaine, mort dans une dernière hémorragie.

L'autopsie n'a pu être faite; néanmoins on peut diagnostiquer une carie de la portion pierreuse du temporal avec hémorragie de la carotide interne.

Observation (1) *de phlegmon gangréneux du cou avec dénudation des muscles et des vaisseaux ; guérison assez rapide.*

« Voici un fait, dit-il, que j'ai observé il y a quelque temps à l'hôpital de Meath : Un enfant de 4 ans nous était arrivé au quatorzième jour de sa maladie; les téguments de la région antérieure du cou étaient gangrénés. Un ou deux jours plus tard, les eschares étaient tombées, laissant les muscles complètement à nu et aussi nettement séparés les uns des autres que s'ils avaient été disséqués. Les carotides primitives étaient aussi dénudées, on les voyait battre au fond de la plaie. Au bout de quelques jours, des granulations s'étaient développées, et la cicatrisation ne tarda pas à être complète. Je ne suis pas en mesure de vous renseigner sur la difformité, causée par la cicatrice. »

Trousseau rapporte dans sa *Clinique médicale de l'Hôtel-Dieu*, un fait identique, dont il a été témoin, suivi de guérison avec cicatrice nécessairement difforme.

1. Graves, loc. cit.

West relate deux cas de phlegmons suppurés avec hémorragie artérielle mortelle.

Observations (1) *de rougeole, scarlatine, coryza couenneux, otite couenneuse double, parotide, hémiplégie faciale gauche (service de M. Blache.)—Par M. Vidal, interne des hôpitaux.*

C'est un jeune garçon de 6 ans et demi, entré le 3 mai à l'hôpital. Il est atteint depuis deux jours, d'une rougeole assez bénigne.

Le 6. Ce petit malade est pris d'une fièvre intense avec accablement, on trouve une bronchite capillaire, surtout à droite.

Le 8. Une scarlatine est bien déclarée. Mais avec l'angine scarlatineuse la rougeur pointillée et le gonflement de l'isthme du gosier et des amygdales, il existe un coryza couenneux (les fausses membranes sont surtout développées à droite), du délire.

Le 10. Prostration extrême, engorgement ganglionnaire considérable, surtout à gauche.

Le 15. Toux rauque, pas de fausses membranes dans l'arrière-gorge; otite externe avec fausses membranes du côte gauche.

L'engorgement a envahi la région parotidienne en remontant. Fluctuation. On passe un petit séton; écoulement de pus fétide, très clair et jaunâtre.

Le 25. L'engorgement ganglionnaire a envahi le côté droit.

Le 28. Bouffissure de la face, diarrhée, symptôme plus alarmants.

Le 2 juin. Il y a de la fluctuation à droite; à gauche, l'abcès semblait vidé; cependant il restait des trajets fistuleux dus au passage des deux bouts du séton; escharres au sacrum.

Le 6. Le pus est revenu du côté gauche; il est sanieux, fétide; l'otite est de plus en plus intense; hémiplégie faciale de ce côté. —Le malade dont la prostration est extrême, va s'affaiblissant de jour en jour. L'abcès fournit un écoulement très abondant, ainsi que l'oreille gauche, et en pressant sur l'abcès, on fait refluer le pus par le conduit auditif externe. Le petit malade succombe le 5 juin, sans avoir présenté d'accidents cérébraux.

(1) Bulletin de la Société anatomique 1854, n° 258.

Autopsie.—Vaste foyer purulent contenant des détritus gangréneux, noirâtres, remontant derrière l'angle de la mâchoire, ayant
détruit une partie de la parotide, gagnant la fosse zygomatique,
contournant l'articulation temporo-maxillaire, communiquant avec
l'oreille externe.

Le nerf facial, à la sortie du trou stylo-mastoïdien, est plus gros
qu'à l'état normal ; le nevrilème est enflammé. L'oreille interne
est remplie d'un pus brun, au milieu duquel nagent les osselets
et des débris osseux. L'os est carié. En suivant le nerf facial
dans l'aqueduc, on le trouve détruit dans sa 3ᵉ courbure. Il est
ramolli et comme converti en détritus jaunâtre.

Le cerveau offre les altérations suivantes : Phlébite des sinus
de la dure-mère ; caillots adhérents dans le sinus longitudinal supérieur, dans le confluent et dans les sinus transverses. Des veines
qui se rendent au sinus longitudinal, à la convexité de l'encé-
phale, les unes sont remplies de caillots adhérents, d'autres con-
tiennent du pus. Elles sont entourées d'une atmosphère inflammatoire. Il y a un épanchement séreux assez abondant dans les
mailles de la pie-mère.

Observation (1) *d'abcès multiples à la suite de scarlatine. Guérison.*

Un enfant de cinq ans d'une constitution molle, fut atteint de
la scarlatine au mois de novembre 1842. Les amygdales furent
considérablement enflammées et tuméfiées, et il fut nécessaire de
les toucher avec le nitrate d'argent. L'éruption avait disparu
depuis huit ou dix jours, lorsqu'il se développa, derrière l'oreille
droite, un gonflement douloureux, sans changement de coloration à la peau. Ce gonflement fit des progrès, et la fluctuation y
étant devenue sensible, l'auteur y pratiqua une ponction qui donna
issue à une once environ de matière purulente peu consistante.
Quelques jours après, il s'échappa un peu de pus par le conduit
auditif du même côté, et en pressant sur la tumeur derrière
l'oreille, on faisait sortir le pus par le conduit auditif. Presqu'immédiatement après, un autre abcès se développa à la partie pos-

(1) Graves, in arch. gen. de méd. t. XIV, 4ᵉ série, p. 499.

térieure du cou. On l'ouvrit et il en sortit une matière analogue
à celle contenue dans l'abcès précédent... » Puis successivement
abcès au coude droit, au coude gauche, au sacrum et dans le
psoas droit. « Il s'écoula environ huit mois entre le moment
où cet enfant fut atteint de scarlatine et celui où la guérison fut
complète; il reste cependant une ankylose du coude droit.

Observation (1) *de phlegmon suppuré du cou. Guérison.*

Cette observation, dont on trouvera les longs détails dans la
Gazette médicale, est remarquable en ce que les débuts de la
scarlatine furent d'une extrème violence avec délire intense,
pouls à 150, température entre 39, 40 et 40e 9, teinte livide de
l'éruption, langue sèche, pupilles dilatées, etc...

Avec la disparition de l'éruption, début du bubon et disparition du délire violent le 6e jour.

« Vers le 8e jour, ajoute l'auteur, le délire reparut, mais alors
il avait une origine particulière. Les amygdales étaient très gonflées, les ganglions lymphatiques du cou pris, la température
s'abaissait. On trouvait une tuméfaction notable des glandes
parotides et sous-maxillaires. De plus le délire était devenu passif (subdelirium); il était causé, à n'en pas douter, par une suppuration étendue et profonde. Les toniques, eau-de-vie, bouillon, etc., étaient donc indiqués. La guérison ne fut complète que
quand la collection purulente de la glande sous-maxillaire eût
été évacuée... »

Observations (2) *de scarlatines compliquées de diphtérie et*
vice versâ.

Obs. . — *Tœnia, solium-scarlatine compliquée de diphtérie,*
— Imbert, quatre ans, tœnia depuis six mois, semence de
courge avalée sans succès le troisième jour de son entrée à
l'hôpital.

(1) Wiliam Moore, clinique, in Gazette des hôpitaux, p. 323, 187.
(2) Brissot, loc. cit.

Le 25 février, fièvre céphalalgie. Le soir, éruption scarlatineuse généralisée, à la face, rouge vif.

Le 27, continuation de l'exanthème, toux rauque, amygdales rouges et volumineuses, isthme injecté. Pas de fausses membranes. Ganglions sous-maxilaires légèrement tuméfiés.

Le 28, exsudat blanc, jaune, adhérent, sur les amygdales et les piliers. Voix conservée.

Le 1ᵉʳ mars. Eruption pâlie. Amygdales rouges plus tuméfiées, mais sans l'enduit de la veille.

Le 3. Enduit pultacé sur amygdales depuis hier. [Ganglions toujours tuméfiés.

Le 5. Continuation de l'état de prostration. Enfant grognon. Râles sous-crépitants sans matité au sommet gauche. Sur la luette, fausse membrane adhérente.

Le 6. Mieux. Fausse membrane un peu plus épaisse sur la luette. Ecoulement nasal avec gonflement de la lèvre supérieure.

Le 7. Mieux toujours. Fausses membranes étendues à une partie de l'isthme.

Le 8. Toute la gorge tapissée de fausses membranes. Voix et toux claires. Ganglions sous-maxillaires considérablement tuméfiés.

Le 9 et le 10. Même état général. Prostration. Les ganglions augmentent toujours de volume.

Le 13. Mort au milieu de la prostration et de bruits laryngés, rauques, sans complication pulmonaire.

Obs. IX. — *Coqueluche, scarlatine, diphtérie.* — Genxille (Alphonse), quatre ans, entré le 9 mars 1875.

Le 8 mars, sur le point de sortir. Vomissements incessants, abattement, éruption scarlatineuse modérée, amygdales tuméfiées, angine modérée.

Le 1ᵉʳ avril, enfant sorti parfaitement guéri d'une scarlatine.

Le 7, rentrée à l'hôpital.

Le 11. Ce n'est qu'aujourd'hui, quelques jours après l'entrée, que l'on constate, avec pâleur de la face : engorgement des ganglions sous-maxillaires, rougeur de la gorge avec fausse membrane sur l'amygdale gauche, fièvre.

Le 13, la fausse membrane ne s'est pas étendue à gauche,

mais il en existe une autre sur l'amygdale droite. Pas d'albumine dans les urines.

Le 15. Ce matin, les fausses membranes ont diminué d'étendue.

Le 14 mai, l'enfant est sorti guéri.

OBS. XI. — *Rougeole, scarlatine compliquée de diphtérie.* — Marius, six ans, sorti des salles de chirurgie avec rougeole, le 8 mars; scarlatine le 14 mars, avec éruption normale. — Le 17. Ce jour-là, ganglions sous-maxillaires fortement tuméfiés avec empâtement; l'isthme est d'un rouge très vif, les amygdales recouvertes de fausses membranes peu épaisses d'un blanc jaunâtre. — Le 19, commencement de desquamation aux pieds; ganglions sous-maxillaires moins tuméfiés; isthme toujours rouge, mais commence à se déterger. — Le 21, desquamation continue; ganglions diminuent toujours; isthme rouge sans fausses membranes. Jetage séro-sanguinolent et abondant par les narines. — Le 22, coryza moindre, gorge complètement détergée.

Guérison entière.

OBS. XIII. — *Diphtérie, scarlatine.* — Debrie (Henri), deux ans et demi. Le 15 mars, voix étouffée, respiration rude. Les amygdales tuméfiées sont recouvertes de fausses membranes, plus épaisses à droite; isthme très injecté; ganglions sous-maxillaires modérément tuméfiés sans empâtement. Conjonctives rouges et purulentes sans fausses membranes. Un peu de tirage.

Le 16, fausse membrane derrière l'oreille.

Le 17, fausse membrane diminuée sur gorge et oreille; ophtalmie scrofuleuse toujours la même. Le soir, fièvre avec souffle et râles peu intenses dans la poitrine.

Le 28, scarlatine; mort le 31 avec râles sous-crépitants dans toute la poitrine.

OBS. XIV. — Carlien, Louise, deux ans. — Diarrhée continuelle depuis longtemps; conjonctivite depuis trois jours, toux catarrhale.

Le 2 avril, cyanose et refroidissement des extrémités; quelques ronchus très discrets à droite. Constitution misérable, rachitisme.

Le 3, plus de cyanose aux extrémités.

Le 5, catarrhe intestinal arrêté.

Le 11, éruption sur les cuisses. Langue et isthme rouges.

Le 16, plus de fièvre; desquamation nette aux membres inférieurs.

Le 4 mai, fièvre, toux, dyspnée; râles humides aux points
soufflants, disséminés dans les deux poumons. Maigreur et affaiblissement extrême. Diphtérie de l'œil gauche et de toute la
gorge avec fausses membranes abondantes depuis deux jours, et
gangrène de l'oreille gauche depuis hier. — Potion avec eau de-vie.

Obs. XVI. — Desmoulin, Alix, vingt-huit mois. — Le 22, toux et
voix voilée depuis trois jours. Ganglions sous-maxillaires à peine
tuméfiés; isthme rouge; luette et amygdales couvertes de fausses
membranes. Respiration pure.

Le 25, voix encore éteinte; toux catarrhale; encore un léger
enduit sur la luette.

Le 29. Depuis hier, dyspnée, apnée, tirage. Eruption scarlatineuse; isthme rouge; un peu d'exudat sur les amygdales. Pas
d'engorgement ganglionnaire.

Le 9 mai, la scarlatine a été régulière, seulement maigreur continuelle et broncho-pneumonie qui suit l'enfant aux portes de la
mort lorsque le 14 mai les parents le retirent.

Obs. XVII.. — Colin Emilie, 3 ans.

Lo 27 avril. Depuis 4 jours, fièvre. Aujourd'hui éruption rubéo-
ique disparaissant le lendemain; râles discrets dans la poitrine.

Le 2 mai, fièvre plus forte, éruption scarlatiniforme. — Piliers
antérieurs rouge vif; amygdale droite avec léger exsudat.

Le 4. Exsudat persiste; augmentation prononcée des ganglions
à gauche; conjonctivite s'aggravant depuis 2 jours.

Alternative de bien et de mal avec broncho-pneumonie.

Le 22 juin, éruption variolique qui devient hémorragique le
26 juin avec mort.

INDEX BIBLIOGRAPHIQUE

1° ADÉNITE DIPHTÉRITIQUE.

Dict. de méd., 1827, t. XIX, art. Angine, par Guersent —
Traité des angines, par M. le professeur Lasègue, Paris, 1868.
— Que'ques recherches sur la diphtérite et sur le croup, faites
à l'occasion d'une épidémie observée à l'hôpital des enfants, en
1858, thèse de doctorat, par M. le professeur Péter. — Traité de
pathologie médicale, par J. Franck, t. II, Paris, 1838. — Bulletin de la Société anatomique, 1878, p. 480. — Dict. de méd.
et de chir. prat., t. II, Paris, 1839, art. Angine gangréneuse,
par P. Jolly. — Dict. en 21 vol., t. II, Guersent. — Traité des
maladies des enfants, par Rosen de Rosenstein, traluct. de Lefèvre de Villebrune, p. 510, Paris, 1778. — Recherches sur la
nature, la cause et le traitement du croup, trad. de F. Ruette,
Paris, 1810. — Relation d'une épidémie d'angine couenneuse et
gangréneuse, in Gaz. méd., 1843.—Mémoire sur l'angine couenneuse, par Gendron, in Arch. gén. de méd., 2ᵉ série, t. III. —
Relation d'une épidémie d'angine couenneuse, par le Dʳ Oul-
mont, in Arch. gén. de méd., t. VII, 5ᵉ série, p. 385. — Mémoire, par le Dʳ Empis, in Arch. gén. de méd., 1859. —Histoire
anatomique des inflammations, par Gendrin, t. I, p. 611. —
Dissertation historique sur le mal de gorge gangréneux, par
Chomel, Paris, 1749.—Traité clinique des maladies des enfants,
par MM. Rilliet et Barthez, t. I. — Pathologie interne, par
M. le professeur Jaccoud, t. I. — Dict. Jaccoud, art. croup et
diphtérie.—De l'ang. pseudo-membraneuse, par Daga, in Mém. de
méd. et chir. milit. 1854. — Précis hist. d'une épid. d'ang.
mal, par Lespine, in Arch. gén. de méd., 1ʳᵉ série, t III, 1830

2° ADÉNITE SCARLATINEUSE.

Opéra médica, par Sennert, t. II, Lyon, 1666. — De febre purpura épidem. et contag., par J. Coytar, Paris, 1578. — De tumoribus prœter naturam, par Ingrassias, Naples, 1552. — De febribus, par Hoffmann, sect. 1, cap. 8. — Inst. méd. prat., par Borsieri, t. III, p. 57, in-12, 1817. — Opéra médica par Richard Morton, Genève, 1727.—Epidem. et éphem. lib. 1, par Bailiou, p. 361, 1616. — Dissertation sur plusieurs maladies populaires, Paris, 1753. — Traité des maladies des enfants, par Rosen de Rosenstein, trad. de Lefèvre de Villebrune, Paris, 1778. — Essai sur les fièvres, par Huxham. — Des fièvres éruptives et de la scarlatine en particulier, par Godelle, 1843. — Observations sur la fièvre scarlatine à Augusta, par Roberston, 1834. - Histoire de la fièvre scarlatine, par Noirot, 1847.—Bulletin de la Société médicale d'émulat, mai, 1816.—Kreisig et Malfatti, relations d'épidémies, in Hufeland, journal, t. XII, p. 43 et 120. — Aphorismes cliniques sur la scarlatine, par Bretonneau, in Journ. des Conn. méd. chir., p. 268, 1834. — Epidémie de scarlatine à l'Hôtel-Dieu, p. 359, in Gaz. méd., 1835. — Rapport sur une épidémie de scarlatine angineuse, par Lemercier, in Journ. compl. des sc. méd., t. XXI, 1825. — Recherches sur l'épidméie de scarl. d'Edimbourg, in Gaz. méd., p. 810, 1833, extr. d'Edinb. méd. — Considérations sur la fièvre scarl., par Sandwith, in Journ. des conn. méd. chir., p. 214, 1834. - - Mémoire sur une épidémie d'ang. scarl., par Guérétin, in Arch. gén. de méd., t. XIV, p. 280, 1842. — Traité des maladies de la peau, par Rayer, t. I, Paris, 1826. — Traité de path. méd., par J. Franck, t, II, Paris, 1838. — Rapport sur une épid. de scarl., par Mondière, in Revue méd., t. I, 1842. — Epid. de scarl. de Berlin, par Helft, in Gaz. méd., p. 463, 1850. — Bulletin de la Société clinique, 1877. — Bulletin de la Société anatomique, 1854, p. 260 et 1871, p. 168.—Dict. Jaccoud, art. scarl., par M. Desnos.—Traité clin. des mal. des enfants, par MM. Rilliet et Barthez, t. III, p. 219. — Traité de path. int., par M. le professeur Jaccoud. — Sur une épid. de scarl., par Volz, in

10

Arch. gén. méd., p. 98, 1851.—Clin. des maladies des enfants, par, Stœber, p. 15, 1840.

On pourra encore consulter les nombreuses thèses sur l'angine diphtéritique et la scarlatine que renferme la collection de la Faculté de médecine de Paris, ainsi que les traités spéciaux sur le croup, mais on y trouve peu de renseignements au point de vue où nous nous sommes placés.

TABLE DES MATIÈRES

______

Paris.— Typ. Parent, Davy, successeur, rue Monsieur-le-Prince, 31.

PUBLICATIONS
DE LA LIBRAIRIE ADRIEN DELAHAYE ET E. LECROSNIER

Traité d'anatomie descriptive, avec figures intercalées dans le texte, par
PH.-C. SAPPEY, professeur d'anatomie à la Faculté de médecine de Paris, etc.
3e édition entièrement refondue. 5 vol. in-8, 1876-77................ 60 fr.
   Cartonné.. 65 fr.
   Quelques exemplaires sur papier vélin............................ 80 fr.
Traité d'anatomie générale appliquée à la médecine; embryologie, éléments
anatomiques, tissus et systèmes, par L.-O. CADIAT, agrégé à la Faculté de
médecine de Paris, directeur-adjoint du laboratoire d'histologie, etc., avec
une introduction de M. le professeur Ch. Robin. 2 vol. in-8 avec 489
figures intercalées dans le texte................................. 28 fr.
Anatomie descriptive et dissection, contenant un précis d'embryologie, la
structure microscopique des organes et celle des tissus, par le docteur J.-A.
FORT, professeur libre d'anatomie et de chirurgie, etc. 3e édition revue et
augmentée. 3 vol. in-12 avec 1227 figures intercalées dans le texte.. 30 fr.
1879... 12 fr.
Leçons d'anatomie générale sur le système musculaire, par le docteur
RANVIER, professeur d'anatomie générale au Collège de France, etc , recueillies par J. Renaut. 1 vol. in-8 avec 96 figures intercalées dans le texte. 1880.
   Broché... 12 fr.
Manuel d'anatomie, par le docteur FORT. Deuxième édition du résumé d'ana-
tomie, revue, corrigée et augmentée. 1 vol. in-18 de 824 pages avec 151
figures dans le texte. 1875...................................... 7 fr. 50
Anatomie pathologique de l'œil, par le docteur PANAS, professeur de clinique ophthalmologique à la Faculté de médecine de Paris, etc., et le docteur A. REMY. 1 vol. in-8 avec 26 planches, dont 6 en chromolithographie
   Cartonné... 13 fr.
Éléments d'anatomie comparée des animaux invertébrés, par le professeur TH.-H. HUXLEY, membre de la Société royale de Londres. Ouvrage
traduit de l'anglais par le docteur G. DARIN, avec une préface, des notes et un
chapitre sur les principes de la biologie, par le professeur GIARD. 1 vol.
in-18 avec 156 figures intercalées dans le texte...................... 6 fr.
Curabilité et traitement de la phthisie pulmonaire, leçons faites à la Faculté de médecine par S. JACCOUD, professeur de pathologie médicale à la Faculté de Paris, etc. 1 vol. in-8, 10 fr., cartonné....... .. .. 11 fr.
Études cliniques sur l'hystéro-épilepsie ou grande hystérie, par le docteur PAUL RICHER, ancien interne lauréat des hôpitaux de Paris, etc., précédé d'une lettre-préface de M. le professeur J.-M. CHARCOT. 1 vol. in-8 avec
105 figures intercalées dans le texte et 9 gravures à l'eau forte 1881... 19 fr.
   Cartonné... 20 fr.
Des dyspepsies gastro-intestinales. Clinique physiologique, par G. SÉE,
professeur à la Faculté de médecine de Paris, etc. 1 vol. in-8. 1881.... 10 fr.
   Cartonné... 11 fr.
Traité de pharmacie galénique, par E. BOURGOIN, professeur à l'École
supérieure de pharmacie de Paris, etc. 1 vol. in-8 avec 89 figures interca-
lées dans le texte. .... 16 fr.
   Cartonné... 17 fr.
Traité clinique et pratique des maladies mentales, par J. LUYS, membre
de l'Académie de médecine, médecin de la Salpêtrière, etc. 1 vol. in-8 avec 27
figures intercalées dans le texte et 10 planches coloriées et photo-microgra-
phiques .... 17 fr.
   Cartonné .... 18 fr.
Études médicales faites à la maison municipale de santé (Maison Dubois),
par le docteur LECORCHÉ, professeur agrégé à la Faculté de médecine de
Paris, etc , et Ch. TALAMON, interne des hôpitaux. 1 vol. in-8 avec 10 figures
intercalées dans le texte et 4 planches en chromolithographie ... 12 fr.
Guide aux villes d'eaux, bains de mer et stations hivernales, par
des médecins et des écrivains spéciaux, publié par le docteur MACÉ,
1 fort volume in-18 cartonné.................................... 10 fr.
Éléments de pathologie exotique. 1o Maladies infectieuses. 2o Maladies
des organes et des appareils. 3o Animaux et végétaux nuisibles, par
M. NIELY, professeur d'hygiène et de pathologie exotique à l'École de médecine navale de Brest, etc. 1 vol in-18 avec 29 figures dans le texte.... 10 fr.
Leçons de thérapeutique, faites à la Faculté de médecine de Paris, etc.,
recueillies et publiées par le docteur LEBLANC, 2e édition, 1 vol. in-8, 1880. 10 fr.

Paris. — A. PARENT, imprimeur de la Faculté de médecine, rue Monsieur-le-Prince, 31
A. DAVY, successeur.

www.ingramcontent.com/pod-product-compliance
Ingram Content Group UK Ltd.
Pitfield, Milton Keynes, MK11 3LW, UK
UKHW020209130726
13696UKWH00002B/815